受験生の皆さんへ

　過去の問題に取り組む目的は、(1)出題傾向(2)出題方式(3)難易度(4)合格点を知り、これからの受験勉強に役立てることにあります。出題傾向などがつかめれば目的は達成したことになりますが、それを一歩深く進めるのが、受験対策の極意です。

　せっかく志望校の出題と取り組むのですから、本番に即した受験対策の場に活用すべきです。では、どうするのか。

　第一は、実際の入試と同じ制限時間を設定して問題に取り組むこと。試験時間が六十分なら六十分以内で挑戦し、時間配分を感覚的に身に付ける訓練です。

　二番目は、きっちりとした正答チェック。正解出来なかった問題は、正解できるまで、徹底的に攻略する心構えが必要です。間違えた場合は、単なるケアレスミスなのか、知識不足が原因のミスなのか、考え方が根本的に間違えていたためのミスなのか、きちんと確認して、必ず正解が書けるようにしておく。

　正答が手元にある過去問題にチャレンジしながら、正解できなかった問題をほったらかしにする受験生もいます。そのような受験生に限って、他の問題集をやっても、間違いを放置したまま、次の問題、次の問題と単に消化することだけに走っているのではないかと思います。過去問題であれ問題集であれ、間違えた問題は、正解できるまで必ず何度も何度も繰り返しチャレンジする。これが必勝の受験勉強法なことをお忘れなく。

入試問題検討委員会

【本書の内容】
1. 本書は過去6年間の問題と解答を収録しています。
2. 英語・化学の問題と解答を収録しています。尚、大学当局より非公表の問題は掲載していません。
3. 現在受験生を指導している、すぐれた現場の先生方による解答解説を掲載しています。
4. 本書は問題の微細な誤りをなくすため、実物の入試問題を大学より提供を受け、そのまま画像化して印刷しています。
   <u>平成31年度、令和2年度の試験問題には、実際の試験時間を入れています。</u>

　尚、本書発行にご協力いただきました先生方に、この場を借り、感謝申し上げる次第です。

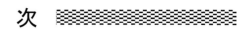

目　　　次

令和2年度

問 題 と 解 説

英 語

問題
(60分)

$$\boxed{\text{11月16日試験}}$$

Ⅰ 次の対話文の空所に入れるのに最も適当なものを，それぞれア～エから一つ選べ。

〔A〕

A: Good evening, can I help you?

B: Yes, I'd like two tickets for the new action film, *Preston in Flames*, please.

A: The only seats we have now are for the 11 p.m. show. _____1_____

B: I don't want to wait to see it. I'll have two tickets for the late show, please.

A: No problem, sir. Where would you like to sit?

B: I have really bad eyesight. _____2_____

A: Yes, we have two seats in row C, three rows from the front.

B: That sounds perfect. Is it OK to buy snacks and bring them into the movie?

A: Yes, of course. Please use our food counter in the entrance hall.

B: _____3_____

A: It's just drinks and popcorn. It's always busy, so get there early.

B: Thanks. Popcorn sounds great.

1. ア．But there are lots of tickets available tomorrow.
   イ．But there are other movies playing at the same time.
   ウ．You might have to wait in the lobby until it starts.
   エ．You should come back before you eat dinner.

2. ア．Can I choose where I sit in the theater?
   イ．Can I get seats just behind the third row please?
   ウ．Do you have any seats near the screen?
   エ．Will I be comfortable sitting in the very front row?

3. ア．But can I get something to drink there?
   イ．But what about food from the supermarket?
   ウ．Is there a drink vending machine?
   エ．Is there a good selection?

〔B〕

A： Pat, you look really busy. Where are you heading?

B： I'm going to the hardware store to get some paint.

A： Yeah. I remember you said you were going to paint your living room.

B： Yeah, but _____4_____ .

A： Unless you really want to make a change, I suggest keeping the same one you have now.

B： It's OK, but it's pretty dark, though. Don't you think so?

A： I guess so. _____5_____

B： I was thinking about that, but I'm afraid it'll get dirty fast.

A： That can be a problem. But, new paints today are washable.

B： _____6_____ And a new color will be a nice change, won't it?

A： Well, it will certainly make the room look larger and brighter.

4． ア． I can't decide on the color

　　イ． I don't have much time

　　ウ． I don't want to spend too much

　　エ． I've never painted a room before

5． ア． How about having someone paint it for you?

　　イ． In that case, why not choose white, instead?

　　ウ． Well then, how about keeping the original color?

　　エ． Would you rather have more time to think about it?

6． ア． That makes a darker one best.

　　イ． That may be a lot of work.

　　ウ． That's a big improvement.

　　エ． That's my biggest concern.

Ⅱ　次の英文の空所に入れるのに最も適当な語を，ア～クから選べ。ただし，同じものを繰り返し用いてはならない。

In 1805, Muhammad Ali, an Albanian-born Turkish army officer, became ruler of Egypt. He expanded Egypt's power up the Nile by controlling the river. He built a strong army and （　7　） the Sudan. In addition, he wanted to make his country a modern state, and asked the Europeans for help. After his death, Egypt's rulers continued Ali's plans, but they were not as （　8　）. The British soon took control of the Suez Canal, which （　9　） the Mediterranean and Red seas. By 1882, the British had taken control of all Egypt.

In 1922, Egypt gained limited （　10　）. The British agreed to leave the country by 1936 except the canal area, but World War II （　11　） them to stay longer. Egyptians were （　12　） of foreign control and wanted to be rid of it. Most Egyptians thought King Farouk, leader of the time, to be part of the problem. In 1952, the government was overthrown by a group of army officers led by Gamal Abdel Nasser. Nasser became the first Egyptian to rule Egypt after more than one thousand years of foreign control.

ア．attitude	イ．caused	ウ．conquered	エ．ignorant
オ．independence	カ．linked	キ．successful	ク．tired

Ⅲ　次の各英文の空所に入れるのに最も適当な語句を，ア～エから一つ選べ。

13. Jim thought there was some cake in the refrigerator, but there was
（　　　）.
ア．neither　　　イ．never　　　ウ．no　　　エ．none

14. This computer is （　　　） superior to the one I used to have.
ア．better　　　イ．far　　　ウ．further　　　エ．too

15. The captain said all passengers had to stay in their seats with their
seat belts （　　　） until the plane got out of air turbulence.
ア．fasten　　　イ．fastened　　　ウ．fastening　　　エ．to fasten

16. We should never stop trying to do our best, （　　　） difficult the
situation is.
ア．although　　　　　　イ．even if
ウ．no matter how　　　　エ．whatever

17. The private detective suggested that the man （　　　） investigated by
the police.
ア．be　　　イ．been　　　ウ．being　　　エ．to be

18. Strange （　　　） it may sound, Bill likes studying rather than playing
with friends.
ア．as　　　イ．despite　　　ウ．how　　　エ．if

19. According to the class survey, Tom is （　　　） of the two teachers for that course.

　　ア．as popular
　　イ．most popular
　　ウ．popular
　　エ．the more popular

20. The summer sale began at the end of last month, and （　　　） to continue until next Sunday.

　　ア．had expected
　　イ．has been expected
　　ウ．is expected
　　エ．will expect

（次ページに続く）

IV　次の各英文の意味に最も近いものを，ア〜エから一つ選べ。

21. Joe is living in the city, but longs for life in the country.

ア．Although Joe is living in the city, he must wait until he can move to the country.

イ．Although Joe lives in the city, he lived in the country for a while.

ウ．Despite living in the country for some of the time, Joe also lives in the city.

エ．Joe really wants to live in the country, even though he lives in the city.

22. Eri knows better than to call Kim after 9 p.m. on weekdays.

ア．Eri believes that Kim prefers to be contacted after 9 p.m. on weekdays.

イ．Eri realizes that it is not a bad idea to phone Kim after 9 p.m. on weekdays.

ウ．Eri thinks it is important to contact Kim after 9 p.m. on weekdays.

エ．Eri understands that she should not phone Kim after 9 p.m. on weekdays.

23. Taro is considering taking up painting in his retirement.

ア．Once Taro retires, he is thinking about collecting paintings.

イ．Once Taro's career ends, he intends to continue painting.

ウ．Taro wants to start painting when he retires from his job.

エ．Taro would like to sell paintings when he retires from his job.

24. By way of a conclusion to her speech, Ann talked about a personal experience.

　ア．Aside from Ann's conclusion to her speech, she discussed a personal experience.

　イ．In order to conclude her speech, Ann spoke about a personal experience.

　ウ．Instead of concluding her speech, Ann spoke about a personal experience.

　エ．Shortly before Ann's conclusion to her speech, she discussed a personal experience.

（次ページに続く）

Ⅴ　次の（a）に示される意味を持ち，かつ（b）の英文の空所に入れるのに最も適した
語を，それぞれア〜エから一つ選べ。

25.　（a）with the capacity to develop or happen in the future

　　（b）The new drug will （　　　） help millions who suffer from heart
　　　　disease.

　　　　　ア．nearly　　　イ．obviously　　　ウ．potentially　　エ．reliably

26.　（a）to give or spread something out to people

　　（b）The volunteers helped （　　　） water to the storm victims.

　　　　　ア．bring　　　　イ．distribute　　　ウ．donate　　　　エ．transport

27.　（a）the effect or influence that an event has on something

　　（b）The （　　　） of the new government policy for improving English
　　　　education is yet to be determined.

　　　　　ア．function　　　イ．impact　　　ウ．necessity　　　エ．value

28.　（a）including or dealing with a wide range of information

　　（b）Elizabeth's knowledge of medical terms is quite （　　　）.

　　　　　ア．extensive　　　イ．noticeable　　ウ．organized　　エ．rare

29.　（a）something that you are trying to achieve

　　（b）The prime （　　　） of the program is to help students obtain
　　　　good jobs.

　　　　　ア．meaning　　　イ．objective　　　ウ．strategy　　　エ．summary

Ⅵ　次の［A］～［D］の日本文に合うように，空所にそれぞれア～カの適当な語句を入れ，英文を完成させよ。解答は番号で指定された空所に入れるもののみをマークせよ。なお，文頭に来る語も小文字にしてある。

［A］　今回私たちが会ったのは卒業以来十年ぶりだ。

（　　　）（　　　）（　30　）（　　　）（　31　）（　　　）the ten years since graduation.

ア．have met　　　　イ．in　　　　　　ウ．is

エ．the first time　　オ．this　　　　　カ．we

［B］　ポーラは歌がとてもうまいので，若者のあいだで人気があるのは当然だ。

Paula is too（　　　）（　32　）（　　　）（　33　）（　　　）（　　　）popular among young people.

ア．a　　　　　　　イ．be　　　　　　ウ．good

エ．not　　　　　　オ．singer　　　　カ．to

［C］　彼女が予算委員会の委員に選出される見込みはほとんどない。

There is（　　　）（　34　）（　　　）（　35　）（　　　）（　　　）member of the budget committee.

ア．a　　　　　　　イ．being elected　ウ．chance

エ．her　　　　　　オ．little　　　　カ．of

［D］　リンダには確かにブロードウェイの舞台女優になる素養がある。

Linda certainly（　　　）（　36　）（　　　）（　37　）（　　　）（　　　）an actress on Broadway.

ア．be　　　　　　イ．has　　　　　　ウ．it

エ．takes　　　　　オ．to　　　　　　カ．what

Ⅶ　次の英文を読み，あとの問いに答えよ。

　　Have you ever heard of the trees that are homes to animals both on land and sea? These beautiful and complex trees are called *mangroves*. The forests of mangroves are an important part of life on this planet. Mangrove trees, it is believed, originated in Southeast Asia. That is where most of the forests can still be found today. They are, however, found throughout Earth, but mostly within 30 degrees of the equator. They cannot tolerate freezing temperatures. They grow mostly in slow-moving waters.

　　An identifier of a mangrove tree is its dense formation of roots. This root system enables the trees to hold their own with the coming and going of daily tides. Coastline mangrove forests act as guards from the sea to the land. They reduce erosion from waves and tides. They protect sea creatures from predators in their elaborate root infrastructure. Birds and fish can both call a mangrove home.

　　The world's largest mangrove forest is called the *Sundarban Reserve Forest*. The Sundarbans is located southwest of Bangladesh on the Bay of Bengal. It is between the Baleswar River and the Harinbanga River. Most of the forest lies in Bangladesh and the remaining part in India. Unfortunately, threats do exist to this ecologically rich environment. The threats are both natural and human. Cyclones and tidal waves have taken a toll on the forest trees and some of its species. Humans illegally hunt, farm, and collect timber from the forest.

　　To help protect against human threats, three wildlife sanctuaries were established in the forest in 1977. The Bangladesh Wildlife Preservation Act attempts to control illegal entry, fishing, and hunting in the forest. Other groups from around the world have become involved with the preservation of the Sundarbans and its inhabitants. The World Wildlife Fund, the National Zoological Park, and the Smithsonian Institution are working on conservation and wildlife management programs.

Protection of this environment is important not only to the endangered animal species, but also to the humans who live near it. The Sundarbans provide a safety zone against cyclones, tidal waves, and other storms. The Sundarbans also provide some local jobs. While the Sundarbans and its inhabitants seem like they exist in a remote part of our world, they really are closer than you may think. The Sundarbans, in some respect, belong to us all. The Sundarbans is a UNESCO World Heritage Site.

問1　本文の第1段落の内容に合うものとして最も適当なものを，ア～エから一つ選べ。(38)

ア．Mangrove trees are believed to have appeared in Southeast Asia at first, but now, there are few of these forests to be found there.

イ．Mangrove trees are typically found in areas that lie beyond 30 degrees of the equator.

ウ．Mangrove trees generally grow in areas with waterways that tend to be calmer.

エ．Mangrove trees only grow on land, so they are really important for land animals.

問2　本文の第2段落の内容に合うものとして最も適当なものを，ア～エから一つ選べ。(39)

ア．Fish are protected by the mangrove tree roots from animals that would normally eat them.

イ．Mangrove trees can be easily destroyed by the tide because of their root structure.

ウ．Mangrove trees completely prevent the sea and waves from washing away the coastline.

エ．One way to distinguish a mangrove tree is its loosely formed system of roots.

問3　下線部(40)の例として当てはまらないものを，ア～エから一つ選べ。

ア．Due to tidal waves, some creatures that live in the mangrove forest die.

イ．People are permitted to hunt animals in the mangrove forest.

ウ．People who enter the Sundarbans gather wood from the mangrove forest.

エ．Storms have caused considerable damage to the mangrove forest.

問4　本文の第3段落の内容に合わないものを，ア～エから一つ選べ。(41)

ア．Most of the world's largest mangrove forest is located in India, with the rest in Bangladesh.

イ．Regrettably, damage to the Sundarban Reserve Forest comes from several different sources.

ウ．The biggest mangrove forest in the world extends across two countries.

エ．The Sundarban Reserve Forest lies between two rivers.

問5　本文の第4段落の内容に合うものとして最も適当なものを，ア〜エから一つ選べ。(42)

ア．By preventing everyone from entering the forest, an act was established to protect the wildlife in Bangladesh.

イ．Conservation groups from around the world have become active in trying to protect the largest mangrove forest in the world.

ウ．Prior to 1977, three different areas were created to help protect the nature in the forest.

エ．Special areas have been created to increase the numbers of fish and animals that can be caught in the forest.

問6　本文の第5段落の内容に合うものとして最も適当なものを，ア〜エから一つ選べ。(43)

ア．Conservation of the Sundarbans has little to do with the life of the people around it.

イ．Storms and cyclones create areas in the Sundarbans that are safe for people.

ウ．The Sundarbans provide all the jobs for people who live in the local area.

エ．There are some animals that are in danger of becoming extinct in the Sundarbans.

問7　本文の内容と合うものを，ア〜キから二つ選び，(44)と(45)に一つずつマークせよ。ただし，マークする記号（ア，イ，ウ，...）の順序は問わない。

ア．While mangrove trees have a simple structure, the forests are very important for the earth.

イ．Mangrove trees have strong resistance to extremely cold conditions.

ウ．The Baleswar River and Harinbanga River are both located in the southwest part of the Sundarbans.

エ．Various organizations from all over the world are trying to help to save the Sundarbans.

オ．People living near the Sundarbans will have their livelihoods affected if the forest is destroyed.

カ．The Sundarbans seem like they are a part of the world that is very close to us.

キ．In every way imaginable, the Sundarbans belong to us all.

（以下余白）

化　学

問題
（60分）

2年度

Ⅰ　以下の**原子ア〜ク**の特徴から適切な原子を推定し，これら原子に関する次の文章
(1)〜(6)中の空欄　1　〜　10　にあてはまる最も適切なものを，それぞれの
解答群から選び，解答欄にマークせよ。ただし，同じものを何度選んでもよい。

　　＜原子ア〜クの特徴＞

　　原子ア：最外殻電子をL殻に有し，4個の価電子をもつ。

　　原子イ：K殻にのみ電子を有し，その電子殻は閉殻である。

　　原子ウ：1個の価電子をもち，中性子が1つ増えると質量数が2倍になる。

　　原子エ：周期表の2族に属し，2族の中で原子半径が最も小さい。

　　原子オ：周期表の第3周期に属し，3価の陽イオンになりやすい。

　　原子カ：電子を1つ放出することでネオンと同じ電子配置をとる。

　　原子キ：最外殻電子をM殻に有し，5個の価電子をもつ。

　　原子ク：周期表の第3周期に属し，7個の価電子をもつ。

(1)　**原子ア**の単体　1　と　2　は互いに同素体の関係にある。　2　中
　　の原子は，4個の価電子のうち　3　個が原子間で束縛されているが，残りの価
　　電子は自由に動くことができるため電気伝導性を示す。

(2)　**原子ア〜ク**のうち，第一イオン化エネルギーの最も大きい原子は**原子**　4　で
　　あり，電子親和力の最も大きい原子は**原子**　5　である。

(3)　**原子オ**の単体の結晶は面心立方格子である。この結晶の単位格子の一辺の長さが
　　L〔nm〕，原子量 M，アボガドロ定数 6.0×10^{23} /mol とするとき，結晶の密度は
　　　6　$\times 10^{\boxed{7}}$ g/cm³ である。

(4) 原子 ┃ 8 ┃ の原子核の流れは，放射線の一種の α 線である。

(5) **原子キ** 1 個に**原子ク** 3 個が共有結合でつながった化合物には，非共有電子対が ┃ 9 ┃ 組ある。

(6) 原子 ┃ 10 ┃ の単体は，空気中の酸素や水と反応するので石油中で保存する。

┃ 1 ┃ および ┃ 2 ┃ に対する**解答群**

① 亜 鉛	② 黄リン	③ オゾン	④ 銀
⑤ 黒 鉛	⑥ サファイア	⑦ 酸 素	⑧ 斜方硫黄
⑨ シリカゲル	⓪ 水 銀	ⓐ 赤リン	ⓑ ダイヤモンド
ⓒ 単斜硫黄	ⓓ 窒 素	ⓔ 水ガラス	ⓕ ルビー

┃ 3 ┃ および ┃ 9 ┃ に対する**解答群**

① 1	② 2	③ 3	④ 4	⑤ 5	⑥ 6	⑦ 7	⑧ 8
⑨ 9	⓪ 10	ⓐ 11	ⓑ 12	ⓒ 13	ⓓ 14	ⓔ 15	ⓕ 16

┃ 4 ┃ , ┃ 5 ┃ , ┃ 8 ┃ および ┃ 10 ┃ に対する**解答群**

① ア	② イ	③ ウ	④ エ
⑤ オ	⑥ カ	⑦ キ	⑧ ク

┃ 6 ┃ に対する**解答群**

① $\dfrac{M}{L}$	② $\dfrac{M}{2L}$	③ $\dfrac{M}{3L}$	④ $\dfrac{2M}{3L}$	⑤ $\dfrac{4M}{3L}$	⑥ $\dfrac{M}{L^2}$
⑦ $\dfrac{M}{2L^2}$	⑧ $\dfrac{M}{3L^2}$	⑨ $\dfrac{2M}{3L^2}$	⓪ $\dfrac{4M}{3L^2}$	ⓐ $\dfrac{M}{L^3}$	ⓑ $\dfrac{M}{2L^3}$
ⓒ $\dfrac{M}{3L^3}$	ⓓ $\dfrac{2M}{3L^3}$	ⓔ $\dfrac{4M}{3L^3}$	ⓕ $\dfrac{1}{LM}$	ⓖ $\dfrac{3LM}{2}$	ⓗ $\dfrac{2}{3LM}$

| 7 | に対する解答群 |

① 1	② 2	③ 3	④ 4	⑤ 5
⑥ 9	⑦ 16	⑧ 21	⑨ 23	⓪ 44
ⓐ － 1	ⓑ － 2	ⓒ － 3	ⓓ － 4	ⓔ － 5
ⓕ － 9	ⓖ －16	ⓗ －21	ⓘ －23	ⓙ －44

Ⅱ　化学反応の速度に関する次の文章中の空欄　11　～　24　にあてはまる最も適切なものを，それぞれの**解答群**から選び，解答欄にマークせよ。ただし，同じものを何度選んでもよい。

　化学反応の速さは単位時間当たりの反応物の濃度の変化量などで表せる。ここで，不可逆反応ア　$X \longrightarrow Y$　について考える。Xの反応速度v_XがXの濃度 [X] に比例し，反応速度定数k_Xを用いて$v_X = k_X[X]$と表せるとする。この式から時間の経過に対し，反応速度は　11　。最初，Xの濃度が $1.000\,\mathrm{mol/L}$ であり，2秒（$2.00\,\mathrm{s}$）後にXの濃度が $0.920\,\mathrm{mol/L}$ になったとすると，計算されるXの反応速度は約　12　$\times 10^{\boxed{13}}$ $\mathrm{mol/(L \cdot s)}$ であり，2秒間のXの平均濃度を両時点での濃度の平均値である $0.960\,\mathrm{mol/L}$ として反応速度定数k_Xを算出すると，約　14　$\times 10^{\boxed{15}}$ /s である。

　次に，可逆反応イ　$A \rightleftarrows B$　について考える。正反応の反応速度v_AがAの濃度 [A] に比例し，反応速度定数k_Aを用いて$v_A = k_A[A]$と表せるとする。また，逆反応の反応速度v_BがBの濃度 [B] に比例し，反応速度定数k_Bを用いて$v_B = k_B[B]$と表せるとする。Aの濃度が $1.000\,\mathrm{mol/L}$ で，Bが存在しなかった最初の状態から十分長い時間が経過して，正反応の速度v_Aと逆反応の速度v_Bが等しくなり，各物質の量が見かけ上変化しなくなったとき，この状態を　16　状態とよぶ。ここで，ふたつの反応速度定数に$k_B = 0.250\,k_A$の関係が成り立っており，反応イが時間t〔s〕後に　16　状態に達した場合，時間に対する [A] および [B] の推移を示した模式図は　17　となる。

　一般的に反応の温度が高くなったとき，活性化エネルギー以上の運動エネルギーをもつ分子の割合がもとの温度のときと比べて　18　ので，反応速度は　19　ことが知られている。また，反応の活性化エネルギーを下げるはたらきをもつ物質を　20　といい，この物質の添加により反応速度は　21　。ここで，反応速度定数kと絶対温度Tにはアレニウスの式とよばれる以下の式(a)に示す関係が成り立つものがある。ただし式中のE_aは反応の活性化エネルギー，Rは気体定数，Cは反応の定数である。

$$\log_e k = -\frac{E_a}{R}\left(\frac{1}{T}\right) + C \qquad\qquad (a)$$

近畿大学（薬）2年度 （19）

式(a)が成立する3つの反応**ウ～オ**について，縦軸に$\log_e k$，横軸に絶対温度の逆数をとった図を作成すると，**図Ⅱ**のようになった。ここで，300 Kより高温となる領域は**図Ⅱ**の破線より　22　である。この図から，300 Kでの反応速度定数を比較すると大きい順に　23　であり，活性化エネルギーを比較すると大きい順に　24　である。

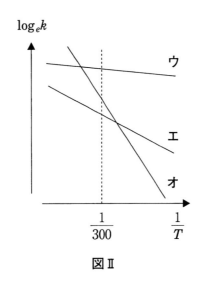

$\log_e k$

ウ

エ

オ

$\dfrac{1}{300}$　　$\dfrac{1}{T}$

図Ⅱ

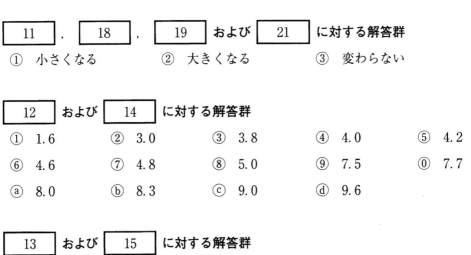

　11　，　18　，　19　および　21　に対する**解答群**

① 小さくなる　　　② 大きくなる　　　③ 変わらない

　12　および　14　に対する**解答群**

① 1.6　　② 3.0　　③ 3.8　　④ 4.0　　⑤ 4.2

⑥ 4.6　　⑦ 4.8　　⑧ 5.0　　⑨ 7.5　　⓪ 7.7

ⓐ 8.0　　ⓑ 8.3　　ⓒ 9.0　　ⓓ 9.6

　13　および　15　に対する**解答群**

① −1　　② −2　　③ −3　　④ −4　　⑤ −5

⑥ 1　　⑦ 2　　⑧ 3　　⑨ 4　　⓪ 5

16 に対する解答群

① 基 底　　② 遷 移　　③ 平 衡　　④ 励 起　　⑤ 標 準

17 に対する解答群

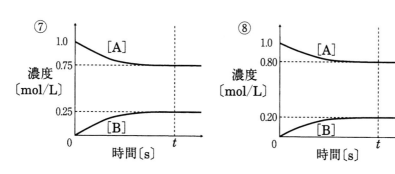

20 に対する**解答群**

① 塩 橋 ② 活物質 ③ 基 質 ④ 触 媒

⑤ 生成物 ⑥ 中間体 ⑦ 反応物 ⑧ 複 塩

22 に対する**解答群**

① 左 側 ② 右 側

23 および 24 に対する**解答群**

① （大）反応ウ > 反応エ > 反応オ（小）

② （大）反応ウ > 反応オ > 反応エ（小）

③ （大）反応エ > 反応ウ > 反応オ（小）

④ （大）反応エ > 反応オ > 反応ウ（小）

⑤ （大）反応オ > 反応ウ > 反応エ（小）

⑥ （大）反応オ > 反応エ > 反応ウ（小）

Ⅲ　溶解度積に関する次の文章(1)および(2)中の空欄 | 25 | ～ | 36 | にあてはまる最も適切なものを，それぞれの**解答群**から選び，解答欄にマークせよ。ただし，同じものを何度選んでもよい。なお，原子量は O = 16.0，Na = 23.0，Cl = 35.5，K = 39.0，Cr = 52.0，Ag = 108，I = 127 とし，$\sqrt{2}$ = 1.41，$\sqrt{3}$ = 1.73，$\sqrt{5}$ = 2.23 とする。また，銀塩の溶解度積は**表Ⅲ**に示している。

表Ⅲ　銀塩の溶解度積 (25℃)

塩	溶解度積 K_{sp}
AgCl	1.8×10^{-10} $(mol/L)^2$
AgI	2.1×10^{-14} $(mol/L)^2$
Ag_2CrO_4	3.6×10^{-12} $(mol/L)^3$

(1)　塩化銀 AgCl の溶解平衡と溶解度積は以下の式で表される。

$$AgCl(固) \rightleftarrows Ag^+ + Cl^- \qquad (a)$$

$$K_{sp(AgCl)} = [Ag^+][Cl^-] \qquad (b)$$

AgCl の飽和水溶液に Cl^- を加えると，式(a)の平衡が | 25 | 向きに移動し， | 26 | 。塩化ナトリウム NaCl とヨウ化ナトリウム NaI が等しいモル濃度で含まれる水溶液に，少量ずつ硝酸銀 $AgNO_3$ 水溶液を加え続けるとき， | 27 | 。

(2)　クロム酸銀 Ag_2CrO_4 の溶解平衡と溶解度積は以下の式で表される。

$$Ag_2CrO_4(固) \rightleftarrows 2Ag^+ + CrO_4^{2-} \qquad (c)$$

$$K_{sp(Ag_2CrO_4)} = \boxed{28} \qquad (d)$$

いま，1.0 L 中に 2.0×10^{-2} mol の Cl^- と 2.0×10^{-2} mol の CrO_4^{2-} を含む混合水溶液に，Ag^+ を加えていく場合を考える。AgCl の沈殿が生じ始めるときの $[Ag^+]$ は | 29 | $\times 10^{\boxed{30}}$ mol/L，Ag_2CrO_4 の沈殿が生じ始めるときの $[Ag^+]$ は | 31 | $\times 10^{\boxed{32}}$ mol/L なので，AgCl の沈殿が先に生じる。

この反応を利用して，しょう油中の塩分量を測定するために次の実験を行った。なお，溶液の温度は 25℃ に保たれており，しょう油に含まれる他の成分はこの反応に影響しないものとする。

＜実験＞

　しょう油 10 mL をホールピペットでメスフラスコにとり，水を加えて 1 L とした。この希釈液 10 mL をホールピペットでコニカルビーカーに移し，指示薬として 0.26 mol/L の K_2CrO_4 水溶液を 0.10 mL 加えた。これに，褐色ビュレットで $2.0×10^{-2}$ mol/L の $AgNO_3$ 水溶液を少しずつ滴下し，よく振り混ぜたところ，AgCl の沈殿が生じ，$AgNO_3$ 水溶液の滴下量が 16.0 mL のとき，Ag_2CrO_4 の　33　色の沈殿が生じ始めた（終点）。終点では，コニカルビーカー内の水溶液中の Cl^- はほぼ完全に AgCl として沈殿していることから，希釈前のしょう油中の $[Cl^-]$ は　34　mol/L となる。したがって，調理用小さじ 1 杯（5.0 mL）のしょう油に含まれる塩分は，塩化ナトリウム NaCl として　35　$×10^{\boxed{36}}$ g 相当となる。

　25　に対する解答群

① 右　　　　　　　② 左

　26　に対する解答群

① AgCl の沈殿が生じ，$[Ag^+]$ が減少する

② AgCl の沈殿が生じ，$[Ag^+]$ が増加する

③ AgCl の沈殿が生じ，$[Ag^+]$ は変化しない

④ AgCl の沈殿は生じず，$[Ag^+]$ が減少する

⑤ AgCl の沈殿は生じず，$[Ag^+]$ が増加する

⑥ AgCl の沈殿は生じず，$[Ag^+]$ は変化しない

　27　に対する解答群

① AgCl の沈殿のみが生じ，AgI の沈殿は生じない

② AgI の沈殿のみが生じ，AgCl の沈殿は生じない

③ AgCl の沈殿が先に生じ，あとから AgI の沈殿が生じる

④ AgI の沈殿が先に生じ，あとから AgCl の沈殿が生じる

⑤ AgCl の沈殿と AgI の沈殿が同時に生じる

⑥ AgCl の沈殿も AgI の沈殿も生じない

28 に対する解答群

① $[Ag^+][CrO_4^{2-}]$　　　② $2[Ag^+][CrO_4^{2-}]$　　　③ $[Ag^+]^2[CrO_4^{2-}]$

④ $\dfrac{[Ag^+][CrO_4^{2-}]}{[K_2CrO_4]}$　　　⑤ $\dfrac{2[Ag^+][CrO_4^{2-}]}{[K_2CrO_4]}$　　　⑥ $\dfrac{[Ag^+]^2[CrO_4^{2-}]}{[K_2CrO_4]}$

29 , 31 , 34 および 35 に対する解答群

① 1.3　　② 1.8　　③ 3.0　　④ 3.2　　⑤ 3.6　　⑥ 4.5

⑦ 6.0　　⑧ 6.7　　⑨ 8.1　　⓪ 9.0　　ⓐ 9.4

30 , 32 および 36 に対する解答群

① －1　　② －2　　③ －3　　④ －4　　⑤ －5

⑥ －6　　⑦ －7　　⑧ －8　　⑨ －9　　⓪ 0

33 に対する解答群

① 白　　　② 淡黄　　　③ 赤褐　　　④ 青　　　⑤ 黒

IV　芳香族化合物に関する次の文章中の空欄 | 37 | ～ | 51 | にあてはまる最も適切なものを，それぞれの**解答群**から選び，解答欄にマークせよ。ただし同じものを何度選んでもよい。

　ベンゼンの水素原子1個をヒドロキシ基に置換した化合物Aは | 37 | とよばれる。化合物Aに水酸化ナトリウム水溶液を加えると，化合物Bが生成する。高温・高圧のもとで化合物Bに二酸化炭素を反応させると化合物Cが生じ，化合物Cの水溶液に | 38 | を作用させると，化合物Dが沈殿する。化合物Dとメタノールの混合物を，濃硫酸の存在下で加熱して得られる化合物Eは | 39 | とよばれる。

　ベンゼンの水素原子1個をカルボキシ基に置換した化合物Fは | 40 | とよばれ，防腐剤や染料の原料として用いられている。また，ベンゼンの水素原子2個をカルボキシ基に置換した化合物には3種の構造異性体が考えられるが，そのうち加熱により分子内で容易に脱水反応する化合物Gは， | 41 | を塩基性の過マンガン酸カリウム水溶液で酸化する反応を用いて合成できる。

　ベンゼンの水素原子1個をスルホ基に置換した化合物Hは，ベンゼンに | 42 | を加えて加熱すると生じる。化合物Hの酸性の強さを，上述の化合物AおよびFと比較すると | 43 | となる。

　ベンゼンの水素原子1個をアミノ基に置換した化合物Iは | 44 | とよばれる。化合物Iは | 45 | に | 46 | を加えて還元すると生じる化合物Jに | 47 | を加えると反応液から遊離してくる。一方，化合物Jを希塩酸に溶かした水溶液に，氷冷しながら亜硝酸ナトリウムを加えると化合物Kが生じる。化合物Kの水溶液に化合物Bの水溶液を加えると， | 48 | の構造をもつ化合物Lが得られる。また，化合物Kの水溶液を加熱すると，化合物Aとともに | 49 | が生成する。化合物Iに無水酢酸を作用させると | 50 | とよばれる化合物Mが生成する。この化合物Mを分液ろうと中のジエチルエーテルと氷冷した水酸化ナトリウム水溶液の混合物に加え，分液ろうとを激しく振り混ぜた後に静置すると，化合物Mは | 51 | に多く存在する。なお，この操作での化合物Mの分解は起こらないものとする。

| 37 |, | 39 |, | 40 |, | 41 |, | 44 |, | 45 | および

| 50 | に対する解答群

① アセチルサリチル酸　　② アセトアニリド　　③ アニリン

④ 安息香酸　　⑤ o-キシレン　　⑥ m-キシレン

⑦ p-キシレン　　⑧ o-クレゾール　　⑨ m-クレゾール

⓪ p-クレゾール　　ⓐ クロロベンゼン　　ⓑ サリチル酸

ⓒ サリチル酸メチル　　ⓓ テレフタル酸　　ⓔ トルエン

ⓕ ニトロベンゼン　　ⓖ ピクリン酸　　ⓗ フェノール

ⓘ ベンズアルデヒド　　ⓙ ベンゼンスルホン酸

| 38 | に対する解答群

① 希塩酸　　② 炭酸水　　③ 水酸化ナトリウム水溶液

④ アンモニア水　　⑤ フェノール　　⑥ メタノール

| 42 | および | 47 | に対する解答群

① 濃硝酸　　② 濃硫酸　　③ 濃塩酸

④ 濃硫酸と濃硝酸　　⑤ 亜硫酸水　　⑥ 炭酸水

⑦ 水酸化ナトリウム水溶液　　⑧ 塩化ナトリウム水溶液

⑨ 硫酸ナトリウム　　⓪ リン酸ナトリウム

ⓐ 硝酸ナトリウム

| 43 | に対する解答群

① （弱）A＜F＜H（強）　　② （弱）A＜H＜F（強）

③ （弱）F＜A＜H（強）　　④ （弱）F＜H＜A（強）

⑤ （弱）H＜A＜F（強）　　⑥ （弱）H＜F＜A（強）

| 46 | に対する解答群

① スズと濃塩酸　　② 濃塩酸と濃硝酸　　③ 濃硫酸とエタノール

④ 無水酢酸と濃硫酸　　⑤ 鉄と塩素　　⑥ 濃硫酸と濃硝酸

| 48 | に対する解答群 |

① $-N=N-$　　　② $-N^+\equiv N$　　　③ $-NO$

④ $-NHCO-$　　　⑤ $-NHOH$　　　⑥ $-NH-NH-$

| 49 | に対する解答群 |

① 窒素と塩素　　　② 窒素と塩化水素　　　③ 水と塩素

④ 水と塩化水素　　　⑤ 一酸化窒素と塩素　　　⑥ 一酸化窒素と塩化水素

⑦ 一酸化窒素と酸素　　　⑧ 塩素と酸素　　　⑨ 水と酸素

⓪ 塩化水素と酸素

| 51 | に対する解答群 |

① 上層のジエチルエーテル層　　　② 上層の水層

③ 下層のジエチルエーテル層　　　④ 下層の水層

英　語

解答

2年度

推　薦

I

〔解答〕

[A] 1. ア　　2. ウ　　3. エ

[B] 4. ア　　5. イ　　6. ウ

〔出題者が求めたポイント〕

[A] 選択肢訳

1. ア．でも、明日のチケットならたくさんありますよ。
　イ．しかし、同時に上映している映画は他にもあります。
　ウ．開演までロビーでお待ちいただくことになるかもしれません。
　エ．夕食を食べる前に帰ってきなさい。

2. ア．劇場のどこに座るか選べますか？
　イ．3列目のすぐ後ろの席をお願いできますか？
　ウ．スクリーン近くの席はありますか？
　エ．最前列に座っても快適ですか？

3. ア．でも、そこで飲み物は買えますか？
　イ．でも、スーパーの食べ物はどうですか？
　ウ．飲み物の自動販売機はありますか？
　エ．品揃えは豊富ですか？

[B] 選択肢訳

4. ア．色が決められないんだ
　イ．あまり時間をかけたくないんだ
　ウ．あまりお金をかけたくないんだ
　エ．今まで部屋にペンキを塗ったことがないんだ

5. ア．誰かに塗ってもらったらどう？
　イ．それなら、代わりに白を選んだらどう？
　ウ．では、元の色をキープするのはどう？
　エ．もう少し考える時間が欲しいの？

6. ア．それなら暗い方がベストだね。
　イ．それは大変かもしれないね。
　ウ．それは大きな進歩だね。
　エ．それが私の最大の関心事だ。

〔全訳〕

[A]

A：こんばんは、ご用をお伺いしますか？

B：ええ、新作のアクション映画『炎のプレストン』のチケットを2枚いただけますか。

A：今ある席は午後11時の上映分だけです。[1]でも、明日のチケットならたくさんありますよ。

B：観るのに待ちたくないのです。レイトショーのチケットを2枚いただきます。

A：かしこまりました。座席はどこがよろしいですか？

B：目が悪いのです。[2]スクリーン近くの席はありますか？

A：はい、C列に2席あります。前から3列目です。

B：それはいいですね。スナックを買って映画に持ち込んでもいいですか？

A：はい、もちろんです。エントランスホールのフードカウンターをご利用ください。

B：[3]品揃えは豊富ですか？

A：飲み物とポップコーンだけです。いつも混んでいるので、早めに行った方が良いですよ。

B：ありがとう。ポップコーンはいいですね。

[B]

A：パット、とても忙しそうだね。どこへ行くの？

B：塗料を買いにホームセンターに行くところだよ。

A：ああ、そう。リビングにペンキを塗るって言ってたよね。

B：うん、でも[4]色が決められないんだ。

A：本当に変えたいのでなければ、今と同じ色をキープすることを勧めるよ。

B：いいんだけど、ちょっと暗いんだよね。そう思わない？

A：そうだよね。[5]それなら、代わりに白を選んだらどう？

B：それも考えていたんだけど、すぐに汚れてしまいそうだよね。

A：それは問題かもね。でも、今の新しい塗料は洗えるよ。

B：[6]それは大きな進歩だね。それに、新しい色はいい変化になるよね。

A：そうね、確かに部屋がより広く、より明るく見えるだろうね。

II

〔解答〕

7. ウ　　8. キ　　9. カ

10. オ　　11. イ　　12. ク

〔全訳〕

　1805年、アルバニア生まれのトルコ軍将校、ムハマド・アリはエジプトの支配者になった。彼はナイル川を支配することでエジプトの勢力を拡大した。彼は強力な軍隊を作り上げて、スーダンを(7)征服した。また、自分の国を近代国家にしたいと考え、ヨーロッパ人に援助を求めた。彼の死後、エジプトの支配者たちはアリの計画を続けたが、さほど(8)成功しなかった。英国がすぐに地中海と紅海を(9)結ぶスエズ運河を支配下に置いたのだ。英国は1882年までに全エジプトを支配した。

　1922年、エジプトは限定的(10)独立を果たした。英国は運河地域を除いて1936年までに国を離れることに同意したが、第二次世界大戦が彼らの残留の長期化に(11)もたらした。エジプト人は外国の支配に(12)飽きており、その排除を願っていた。ほとんどのエジプト人は、当時の指導者であるファールーク国王がこの問題の一部だと考えていた。1952年、政府はガマール・アブドゥル・ナセル率いる陸軍将校グループによって倒された。ナセル

は、1000 年以上にわたる外国支配の後、エジプトを支配した最初のエジプト人となった。

Ⅲ
〔解答〕
13. エ　14. イ　15. イ　16　ウ
17. ア　18. ア　19. エ　20. ウ

〔出題者が求めたポイント〕
13. no cake = none となる。
14. 比較級を強調する副詞、far が正解。
15. 付帯状況の with O C の形。their seat belts が「締められた」状態なので、過去分詞の fastened が正解。with his eyes closed や with her arms folded などと同じ。
16. difficult にかかる no matter how が正解。however とすることもできる。
17. suggest が「提案する」という意味の場合、後ろの節内の動詞は原形（仮定法現在）になる。
18. C as S V の語順になると、as は譲歩の意味になる。
19. 二者比較の場合、比較級に the がつく。
20. be expected to V「～する予定だ」。

〔問題文訳〕
13. ジムは冷蔵庫にケーキがあると思ったが、なかった。
14. このコンピューターは、私が以前持っていたものよりはるかに優れている。
15. 機長は、飛行機が乱気流から抜けるまで、全乗客はシートベルトを締めて座席にいなければならないと言った。
16. どんなに困難な状況にあっても、私たちは最善を尽くす努力をやめるべきではありません。
17. その私立探偵は、男を警察に取り調べてもらってはどうかと提案した。
18. 奇妙に聞こえるかもしれないが、ビルは友達と遊ぶよりも勉強するのが好きだ。
19. クラス調査によると、トムはそのコースの2人の先生のうち人気がある方だ。
20. サマーセールは先月末に始まり、次の日曜日まで続く予定です。

Ⅳ
〔解答〕
21. エ　22. エ　23. ウ　24. イ

〔出題者が求めたポイント〕
選択肢訳
21. 「ジョーは都会に住んでいるが、田舎での生活にあこがれている」
ア．ジョーは都会に住んでいるが、田舎への引っ越しができるまで待たねばならない。
イ．ジョーは都会に住んでいるけれども、しばらくは田舎に住んでいた。
ウ．ジョーは時には田舎に住んでいることもあるが、都会にも住んでいる。

エ．ジョーは都会に住んでいるけれど、田舎に住みたがっている。
22. 「エリは、平日の午後9時過ぎにキムに電話するほどばかではない」
ア．エリは、キムが平日の午後9時以降に連絡をもらうことを好むと考えている。
イ．エリは、平日の午後9時以降にキムに電話するのも悪くないと気づいている。
ウ．エリは、平日の午後9時以降にキムと連絡を取ることが重要だと思う。
エ．エリは、平日の午後9時以降にキムに電話してはいけないことを理解している。
23. 「太郎は引退後、絵を始めようと考えている」
ア．太郎は引退したら、絵の収集を考えている。
イ．太郎は退職したら、絵を描き続けるつもりだ。
ウ．太郎は仕事を辞めたら、絵を描き始めたいと思っている。
エ．太郎は仕事を辞めたら、絵を売りたいと思っている。
24. 「スピーチの締めくくりとして、アンは個人的な体験について話した」
ア．アンのスピーチの結論とは別に、彼女は個人的な体験についても論じた。
イ．スピーチを締めくくるために、アンは個人的な体験について話した。
ウ．アンはスピーチを締めくくる代わりに、個人的な体験について話した。
エ．アンのスピーチが終わる少し前に、彼女は個人的な経験について話した。

Ⅴ
〔解答〕
25. ウ　26. イ　27. イ　28. ア　29. イ

〔出題者が求めたポイント〕
25. nearly「ほとんど」。obviously「明らかに」。potentially「将来の実現可能性を秘めて」。reliably「確実に」。
26. bring「運ぶ」。distribute「配給する」。donate「寄付する」。transport「輸送する」。
27. function「機能」。impact「影響」。necessity「必要性」。value「価値」。
28. extensive「広範な」。noticeable「目立つ」。organized「組織された」。rare「稀な」。
29. meaning「意味」。objective「目的」。strategy「戦略」。summary「要約」。

〔問題文訳〕
25. (a) 将来発現するか、発生する能力を有して
(b) この新薬は、心臓病に苦しむ何百万人もの人々を救う将来的実現可能性を秘めている。
26. (a) 物を人に与えたり広めたりする
(b) ボランティアたちは嵐の被災者たちに水を配給するのを手伝った。

27. (a) ある出来事が何かに及ぼす効果または影響
    (b) 英語教育を改善するための政府による新政策の影響はまだ確定していない。
28. (a) 広範な情報を含むか、あるいはそれを扱っている
    (b) エリザベスの医学用語の知識は非常に広範だ。
29. (a) 人が達成しようとしていること
    (b) このプログラムの第一の目的は、学生が良い仕事を得る手助けをすることです。

Ⅵ
〔解答〕
[A] 30. エ　31. ア
[B] 32. ア　33. エ
[C] 34. ウ　35. エ
[D] 36. カ　37. エ
〔出題者が求めたポイント〕
正解の英文
[A] （This is the first time we have met in）the ten years since graduation.
[B] Paula is too（good a singer not to be）popular among young people.
[C] There is（little chance of her being elected a）member of the budget committee.
[D] Linda certainly（has what it takes to be）an actress on Broadway.

Ⅶ
〔解答〕
問1 ウ　問2 ア　問3 イ　問4 ア
問5 イ　問6 エ　問7 エ、オ
〔出題者が求めたポイント〕
選択肢訳
問1
　ア．マングローブの木は当初、東南アジアに出現したと考えられたが、現在そこではほとんど見られない。
　イ．マングローブの木は、赤道から30度以上離れた地域によく見られる。
　ウ．マングローブの木は一般的に、ゆるやかな水流のある流域で成長する。← 第1段落最終文に一致
　エ．マングローブの木は陸上でしか育たないので、陸上の動物にとってはとても大切だ。
問2
　ア．魚はマングローブの木の根によって、普通なら彼らを食べる動物から守られている。← 第2段落第5文に一致
　イ．マングローブの木は、その根の構造ゆえに潮によって容易に破壊される。
　ウ．マングローブの木は、海と波が海岸線を洗い流すのを完全に防いでくれる。
　エ．マングローブの木を見分けるひとつの方法は、ゆるく形成された根系である。

問3
　ア．高潮によって、マングローブの森に住む生物の一部が死ぬ。
　イ．人は、マングローブの森で動物を狩ることが許可されている。← 狩猟は違法
　ウ．サンダーバンズに入る人間がマングローブの森から木材を採取する。
　エ．嵐がマングローブの森にかなりの被害をもたらした。
問4
　ア．世界最大のマングローブの森のほとんどはインドにあり、残りはバングラデシュにある。← インドとバングラデシュが逆
　イ．残念なことに、サンダーバンズ保護森への被害は、いくつかの異なる原因に由来する。
　ウ．世界最大のマングローブの森は2カ国にまたがっている。
　エ．サンダーバンズ保護森は二つの川の間にある。
問5
　ア．すべての人が森に入ることを禁止されることで、バングラデシュの野生生物を保護するための法律が制定された。
　イ．世界中の保護団体が、世界最大のマングローブの森を保護しようと活動している。← 第4段落第3文に一致
　ウ．1977年までに、森林の自然保護のために3つの異なる地域が作られた。
　エ．森林で捕獲できる魚や動物の数を増やすために、特別な地域が作られている。
問6
　ア．サンダーバンズの保護は、その周辺の人々の生活とはほとんど関係がない。
　イ．嵐とサイクロンが、人々にとって安全な地域をサンダーバンズに生み出している。
　ウ．サンダーバンズは、地元に住む人々にあらゆる仕事を提供している。
　エ．サンダーバンズには、絶滅の危機にある動物もいる。← 第5段落第1文に一致
問7
　ア．マングローブの木は単純な構造をしているが、その森は地球にとって非常に重要である。
　イ．マングローブの木は極端な寒さに対して強い抵抗力を持っている。
　ウ．バレシュワリ川とハリンバンガ川は共にサンダーバンズの南西部に位置している。
　エ．世界中のさまざまな組織が、サンダーバンズを救おうとしている。← 第4段落第3文に一致
　オ．サンダーバンズの近くに住む人々は、森が破壊されると生活に影響を受けるだろう。← 第5段落の内容に一致
　カ．サンダーバンズは私たちにとても近い世界の一部のように思える。
　キ．想像可能なあらゆる点で、サンダーバンズは私た

ち全員に属している。

〔全訳〕

　あなたは、陸と海の両方で動物の住処となっている木のことを聞いたことがありますか？　この美しく複雑な木はマングローブと呼ばれる。マングローブの森はこの惑星の生命の重要な一部となっている。マングローブの木は東南アジアが起源だと考えられている。そこは今でも、この森のほとんどが見られる場所だ。しかし、それは地球全体で見られるが、大部分は赤道から30度以内の場所で見られる。それは凍えるような気温に耐えられない。それは主に、ゆっくりと流動する水域で成長する。

　マングローブの木の特徴は、根が密集して形成されていることだ。この根系のおかげで、樹木は日々の潮の出入りに耐えられるのだ。海岸沿いのマングローブの森は、海から陸を守る役割を果たしている。それは波や潮による浸食を減らす。それは、入り組んだ根の下部構造の中で海洋生物を捕食者から守っている。鳥も魚も、マングローブを住処と呼ぶことができるのだ。

　世界最大のマングローブの森はサンダーバン保護森と呼ばれる。サンダーバンズはバングラデシュの南西、ベンガル湾に位置している。それはバレシュワリ川とハリンバンガ川の間にある。森林の大部分はバングラデシュにあり、残りの部分はインドにある。不幸にも、この生態学的に豊かな環境には脅威が存在する。脅威は自然と人間の両方である。サイクロンと高潮のせいで、森林の樹木とそこにいる種の一部が犠牲になっている。人間は、違法に狩猟をし、農業を営み、そして森林から木材を収集している。

　人間の脅威から森林を守るために、1977年に野生生物保護区が設立され、バングラデシュ野生生物保護法によって森林への不法侵入、漁業、狩猟を規制しているほか、世界中の団体がサンダーバンズとその住民の保護に取り組んでいる。世界自然保護基金、国立動物公園、スミソニアン協会は、野生生物の保護と管理プログラムに取り組んでいる。

　この環境の保護は、絶滅の危機に瀕している動物種だけでなく、その近くに住む人間にとっても重要である。サンダーバンズはサイクロン、高潮、その他の嵐に対する安全地帯を提供する。サンダーバンズはまたいくつかの地域的な仕事を提供する。サンダーバンズとその住民は、私たちの世界の遠く離れた場所にいるように見えるが、実際にはあなたが思っているよりも近いのだ。サンダーバンズは、ある意味で、私たち全員のものだ。サンダーバンズはユネスコの世界遺産である。

化 学

解答　　2年度

Ⅰ

〔解答〕

1	ⓑ		2	⑤		3	③
4	②		5	⑧			
6	ⓓ		7	ⓑ			
8	②						
9	⓪						
10	⑥						

〔出題者が求めたポイント〕

周期表，同素体，電子親和力，イオン化エネルギー，面心立方格子，電子式

〔解答のプロセス〕

原子ア：C，原子イ：He，原子ウ：H，原子エ：Be，原子オ：Al，原子カ：Na，原子キ：P，原子ク：Cl

1 ～ 3 　同素体は S，C，O，P の単体に存在し，ダイヤモンドと黒鉛の結晶構造は次のようになる。

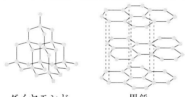

ダイヤモンド　　　黒鉛

　ダイヤモンドは価電子4つをすべて結合に使用しているが，黒鉛は3つしか結合に使用していない。つまり，自由電子が存在するのは黒鉛のみで，電気を導くのは黒鉛だけである。

4 ，5 　原子から最外殻電子1個を取り，1価の陽イオンにするのに必要なエネルギーをイオン化エネルギーという。イオン化エネルギーが大きいほど，電子を取りづらくなるので，陽イオンになりにくい。原子が電子1個を受け取り，1価の陰イオンになるときに放出されるエネルギーを電子親和力という。電子親和力が大きいほど，電子を受け取りやすいため，陰イオンになりやすい。

6 ，7 　原子1mol$(6.0 \times 10^{23}$個)あたりの質量が M〔g〕であるので，単位格子中(原子4個)の質量は，

$$\frac{M}{6.0 \times 10^{23}} \times 4 \text{〔g〕}$$

$1\,\text{nm} = 10^{-7}\,\text{cm}$ なので体積は，

$$(L \times 10^{-7})^3 \fallingdotseq L^3 \times 10^{-21}\,\text{cm}^3$$

よって求める密度は，

$$\frac{\dfrac{M}{6.0 \times 10^{23}} \times 4}{L^3 \times 10^{-21}} = \frac{2M}{3L^3} \times 10^{-2} \text{〔g/cm}^3\text{〕}$$

9 　電子式は次のようになる。非共有電子対は P に1組，各 Cl に3組ずつある。

:Cl:
:Cl:P:Cl:

10 　アルカリ金属の性質である。

Ⅱ

〔解答〕

11	①			
12	④		13	②
14	⑤		15	②
16	③			
17	⑥			
18	②			
19	②			
20	④			
21	②			
22	①			
23	②			
24	⑥			

〔出題者が求めたポイント〕

反応速度，反応速度定数，化学平衡，アレニウスの式

〔解答のプロセス〕

11 　時間経過とともに[X]が小さくなるため，反応速度も小さくなる。

12 ，13

$$-\frac{0.920 - 1.000}{2.00 - 0} = 0.0400\,\text{mol}/(\text{L} \cdot \text{s})$$

14 ，15 　$0.0400 = k_X \times 0.960$ より，

$k_X = 0.042$

17 　平衡状態(t秒後)では，$v_A = v_B$ が成立しているので，$k_A[A] = k_B[B]$

つまり，$k_A[A] = 0.250 k_A[B]$ が成立している。

22 　横軸は絶対温度の逆数をとっている。そのため絶対温度が高いほど，その逆数の $\dfrac{1}{T}$ の値は小さくなる。

23 　300K での $\log_e k$ の大小関係は反応ウ＞反応オ＞反応エとなる。底 e は1より大きいので k の大小関係も反応ウ＞反応オ＞反応エとなる。

24 　(a)式より，図Ⅱの直線の傾きは，$-\dfrac{E_a}{R}$ をあらわす。

　傾きの大小関係は，反応ウ＞反応エ＞反応オ。R は気体定数で一定なので，この大小関係は $-E_a$ の大小関係と一致する。よって活性化エネルギーの大小関係は，反応オ＞反応エ＞反応ウ。

Ⅲ

〔解答〕

25	②
26	①
27	④

28	③
29	⓪
30	⑨
31	①
32	⑤
33	③
34	④
35	ⓐ
36	①

43	①
44	③
45	ⓕ
46	①
47	⑦
48	①
49	②
50	②
51	①

〔出題者が求めたポイント〕

共通イオン効果，溶解度積，モール法(沈殿滴定)

〔解答のプロセス〕

25 ， 26 　共通イオン効果により，Cl^- を加えると，$[Cl^-]$ が増加し，(a)の溶解平衡が左向きに移動することで AgCl が沈殿する。

27 　溶解度積が小さい順に沈殿が生じる。

28 　Ag_2CrO_4 は固体なので濃度は一定とみなすことができる。

29 ， 30 　沈殿が生じ始めるときは，溶解度積が成り立つので，$[Ag^+]=x〔mol/L〕$ とおくと，次の式が成り立つ。

$$K_{sp}=[Ag^+][Cl^-]=x\times 2.0\times 10^{-2}$$
$$=1.8\times 10^{-10}$$
$$x=9.0\times 10^{-9}\,mol/L$$

31 ， 32 　$[Ag^+]=x〔mol/L〕$ とおくと，次の式が成り立つ。

$$K_{sp}=[Ag^+]^2[CrO_4^{2-}]=x^2\times 2.0\times 10^{-2}$$
$$=3.6\times 10^{-12}$$
$$x^2=180\times 10^{-12}\,mol/L$$
$$x=6\sqrt{5}\times 10^{-6}=13.38\times 10^{-6}\,mol/L$$

34 　Cl^- がすべて $AgNO_3$ と反応し終わると，それ以後加えた $AgNO_3$ は CrO_4^{2-} と反応し，赤褐色沈殿を生じる。「水溶液に含まれていた Cl^- の物質量＝滴下した Ag^+ の物質量」の式が成り立つので，希釈前のしょう油中に含まれていた $[Cl^-]=x〔mol/L〕$ とおくと

$$x\times \frac{\frac{10}{1000}}{1}\times \frac{10}{1000}=2.0\times 10^{-2}\times \frac{16.0}{1000}$$
$$x=3.2\,mol/L$$

35 ， 36 　5.0 mL に含まれる Cl^- の物質量は，

$$3.2\times \frac{5.0}{1000}=1.6\times 10^{-2}\,mol$$

NaCl の物質量も同様の物質量なので，NaCl の質量は，

$$1.6\times 10^{-2}\times 58.5=0.936\,g$$

Ⅳ
〔解答〕

37	ⓗ
38	①
39	ⓒ
40	④
41	⑤
42	②

〔出題者が求めたポイント〕

有機化合物の反応(エステル化，スルホン化，酸化，ジアゾ化，カップリング)

〔解答のプロセス〕

38 　カルボン酸よりも強い酸を加えることで弱酸が遊離する。

ナトリウムフェノキシド　化合物 B　　サリチル酸ナトリウム　化合物 C　　サリチル酸　化合物 D

39 　サリチル酸にメタノールと少量の濃硫酸(触媒)を作用させると，エステル化が起こる。

サリチル酸　化合物 D　　メタノール

サリチル酸メチル　化合物 E

41 　フタル酸を加熱すると，分子内の2個のカルボキシ基から水1分子がとれて，酸無水物の無水フタル酸が得られる。

フタル酸　化合物 G　　無水フタル酸

ベンゼン環に結合した炭化水素基は酸化されると，炭素数に関係なくカルボキシ基に変化する。よって，$o-$キシレンを酸化するとフタル酸が得られる。

$o-$キシレン　　フタル酸　化合物 G

42

硫酸　　ベンゼンスルホン酸　化合物 H

43
酸性の強弱は，スルホン酸＞カルボン酸＞炭酸＞フェノール類である。

44 〜 47
アニリンの製法
ニトロベンゼンをスズ（または鉄）と濃塩酸で還元し，アニリン塩酸塩とする。アニリン塩酸塩に水酸化ナトリウム水溶液を加え，アニリンを遊離する。

ニトロベンゼン　　アニリン塩酸塩　　アニリン
　　　　　　　　　　化合物 J　　　　化合物 I

48　アニリンの希塩酸溶液を氷冷しながら，亜硝酸ナトリウム水溶液を加えると，塩化ベンゼンジアゾニウムが得られる

アニリン

塩化ベンゼンジアゾニウム
化合物 K

塩化ベンゼンジアゾニウムの水溶液にナトリウムフェノキシドの水溶液を加えると，橙赤色の p-ヒドロキシアゾベンゼン（p-フェニルアゾフェノール）が生成する。

塩化ベンゼン　　　ナトリウム
ジアゾニウム　　　フェノキシド
化合物 K　　　　　化合物 B

カップリング
p-ヒドロキシアゾベンゼン
化合物 L

49　塩化ベンゼンジアゾニウムは低温では安定に存在するが，温度が上がると次のように加水分解をしてしまう。

塩化ベンゼンジアゾニウム　　　フェノール
化合物 K　　　　　　　　　　化合物 A

50，51

アニリン　　　　　無水酢酸
化合物 I

アセトアニリド　　　　　　　酢酸
化合物 M

アセトアニリドは中性の化合物なので，エーテル層に残る。また，ジエチルエーテルの密度は水よりも小さいので上層にくる。

平成31年度

問　題　と　解　説

英 語

問 題
(60分)

31年度

〔 11月 17日試験 〕

Ⅰ　次の対話文の空所に入れるのに最も適当なものを，それぞれア～エから一つ選べ。

〔A〕

A： The homework from our history class was really hard. I couldn't finish it.

B： Really? I didn't think it was so difficult. What was the problem?

A：＿＿＿＿1＿＿＿＿

B： Why didn't you search the Internet? You should be able to find the exact day and month of when they happened.

A： I'm not very good at using a computer, and honestly, I'm also having trouble understanding some of the main issues we've been discussing in class.

B：＿＿＿＿2＿＿＿＿

A： Would you really? That would be very nice of you. Could we start on Friday?

B： Sure, no problem. It'll be good for me, too. Let's meet at 3 p.m. at the library.

A： Is there anything I need to prepare?

B：＿＿＿＿3＿＿＿＿

A： OK, I can do that. In fact, I can bring two since my brother took the course last year. I didn't know that, so now I have an extra copy!

1．ア． I couldn't remember the names of so many influential people.

　　イ． I wasn't able to recall the dates of certain important events.

　　ウ． There wasn't enough time to check the president's name.

　　エ． Understanding 19th century French politics wasn't easy for me.

2．ア． Do you want me to email you my class notes?

　　イ． I can give you the answers right now.

　　ウ． Shall I call the teacher and ask for help?

　　エ． We should study together, and I can help you.

3．ア． Can you prepare a presentation about a class topic?

　　イ． Make sure to have your course textbook with you.

　　ウ． Please review the main events we've discussed in class.

　　エ． Would you bring your laptop computer, please?

[B]

A： What did you think of our group presentation this morning?

B： I thought it was great! Congratulations!

A： Thanks a lot. But, _____4_____ .

B： Yes, I noticed your group left the stage five minutes early.

A： A member of ours was absent, so we didn't do that part of the presentation.

B： It was still fantastic. You always give impressive presentations. How do you do it? I get really nervous when I give a presentation.

A： Well, to give a good presentation, _____5_____ .

B： That's great advice. So, next time I'll be sure to ask my family to watch me a few times.

A： That would certainly be a good idea.

B： _____6_____

A： Yes, by doing that, you appear more confident since you are looking directly at different faces in the audience.

B： Thanks a lot for your help!

4． ア． our group was very late in arriving

イ． the presentation went over the time limit

ウ． we finished it a little too quickly

エ． we were delayed in starting it

5． ア． I would recommend writing it all on paper

イ． the best advice is to sleep well the night before

ウ． you had better ask your teacher for help

エ． you should first practice in front of people

6． ア． Do I need to look at my slides carefully?

イ． Should I also make lots of eye contact?

ウ． Should I be watching other presentations?

エ． Would it be a good idea to speak loudly?

Ⅱ.　次の英文の空所に入れるのに最も適当な語を，ア〜クから選べ。ただし，同じものを繰り返し用いてはならない。

　　Heart disease is the world's leading cause of death. Each year over one million people suffer from heart attacks and of this number over 700,000 (　7　). Reducing deaths from heart disease will require (　8　) in the way people live.

　　One of the main causes of heart disease is a lack of good eating (　9　). People should eat more fish, whole grains, vegetables, vegetable oils and nuts, and reduce the amount of salt and trans fats in their diets.

　　Lack of exercise is also another (　10　) factor. In order to keep a healthy (　11　), exercising at least thirty minutes on most days is effective, and it can reduce stress, too.

　　There is no (　12　) cause of heart disease, but how you eat is very important. According to researchers, eating a small amount of chocolate can help people reduce the risk of heart disease. They recommend eating around 50 grams of dark chocolate each day.

ア．changes　　イ．die　　ウ．habits　　エ．illnesses

オ．rapid　　カ．risk　　キ．single　　ク．weight

Ⅲ　次の各英文の空所に入れるのに最も適当な語句を，ア〜エから一つ選べ。

13. The instructions were so （　　　） that I was not able to get to the hotel.

ア．confuse　　　　イ．confused　　　ウ．confusing　　　エ．to confuse

14. These days, a great interest （　　　） in the research on artificial intelligence.

ア．has taken　　　イ．is taken　　　　ウ．takes　　　　　エ．took

15. Susan hardly had any money, （　　　） did she have the time to travel abroad.

ア．either　　　　イ．never　　　　　ウ．nor　　　　　　エ．or

16. Almost everybody in the town （　　　） around to see the famous actor.

ア．gathering　　　　　　　　イ．to gather
ウ．was gathered　　　　　　エ．were gathered

17. Some people have a fear of dolls and imagine their （　　　） during the night.

ア．move　　　　イ．moved　　　ウ．moving　　　エ．to move

18. Tim did not even meet John, （　　　） speak to him.

ア．much less　　　　　　　　イ．much less than
ウ．much more　　　　　　　　エ．much more than

19. The contract was not concluded particularly because a couple of conditions (　　　).

　ア．did not meet　　　　　　　イ．had not met

　ウ．were not met　　　　　　　エ．would not been met

20. There was no reply from Sally; therefore, I thought that she (　　　) for the party.

　ア．had left　　　　　　　　　イ．has to leave

　ウ．is going to leave　　　　　エ．will have left

（次ページに続く）

Ⅳ　次の各英文の意味に最も近いものを，ア～エから一つ選べ。

21. Tom likes to eat dinner with his friends now and then.

　　ア．At this moment, Tom is enjoying dinner together with his friends.

　　イ．Today and next week Tom wants to eat dinner with his friends.

　　ウ．Tom enjoys having dinner with his friends occasionally.

　　エ．Tom likes to eat dinner with his friends every week.

22. Tina has not made up her mind whether to travel to Europe this summer.

　　ア．A trip to Europe this summer would not be possible for Tina.

　　イ．Regarding this summer's trip to Europe, Tina will certainly not go.

　　ウ．Tina has decided it would be a bad idea to go to Europe this summer.

　　エ．Tina has not decided yet if she will go to Europe this summer.

23. Ann took part in the market survey for the new product.

　　ア．Ann resigned as being an organizer of the new product market survey.

　　イ．Ann was a participant in the new product market survey.

　　ウ．During the market survey, Ann became interested in the new product.

　　エ．For the new product, Ann had a role in creating the market survey.

24. Frank pulled out of the tennis tournament because of an emergency.

ア．An emergency made Frank leave home early to get to the tennis tournament.

イ．Because of an emergency, Frank arrived late to the tennis tournament.

ウ．Frank left quickly after the tennis tournament finished because of an emergency.

エ．Since there was an emergency, Frank withdrew from the tennis tournament.

（次ページに続く）

V 次の（a）に示される意味を持ち，かつ（b）の英文の空所に入れるのに最も適した
語を，それぞれア～エから一つ選べ。

25. （a）to fall suddenly because of pressure

    （b）The weight of the snow made the roof of the house (   ).

      ア．burst   イ．collapse   ウ．destroy   エ．injure

26. （a）a person or animal that lives in a particular place

    （b）Cristina is a local (   ) of a region famous for coffee.

      ア．civilian   イ．human   ウ．inhabitant   エ．migrant

27. （a）to gradually become less, lower, or worse

    （b）The weak economy has caused company profits to (   ) for
      two years.

      ア．decline   イ．fail   ウ．shift   エ．vanish

28. （a）showing or expressing thanks to another person

    （b）David was very (   ) to his colleague for helping him at
      work.

      ア．beneficial   イ．grateful   ウ．joyous   エ．thoughtful

29. （a）the law or laws made

    （b）The government's new (   ) will improve services for the
      elderly.

      ア．judgment   イ．legislation   ウ．principle   エ．solution

Ⅵ　次の ［A］〜［D］の日本文に合うように，空所にそれぞれア〜カの適当な語句を
　　入れ，英文を完成させよ。解答は番号で指定された空所に入れるもののみをマーク
　　せよ。

［A］　このキノコには毒があるので食べてはいけない。

　　　We （　30　）（　　　）（　　　）（　31　）（　　　）（　　　） it is poisonous.

　　　ア．are 　　　　　　　イ．because 　　　　　ウ．eat
　　　エ．not 　　　　　　　オ．this mushroom 　　カ．to

［B］　彼女は相手の感情を傷つけることなく自分が望むことを人にしてもらう術を
　　　知っている。

　　　She knows （　　　）（　32　）（　　　）（　　　）（　33　）（　　　） she
　　　wants without hurting their feelings.

　　　ア．do 　　　　　　　イ．making 　　　　　　ウ．of
　　　エ．people 　　　　　オ．the art 　　　　　　カ．what

［C］　一般には金閣寺として知られる寺は，地元の人には鹿苑寺として知られる。

　　　The temple （　34　）（　　　）（　　　）（　　　）（　35　）（　　　）
　　　Rokuonji.

　　　ア．as 　　　　　　　イ．as Kinkakuji 　　　ウ．familiarly known
　　　エ．is 　　　　　　　オ．known to 　　　　　カ．locals

［D］　彼がコンサートの前に健康を取り戻せるかどうかは誰にも分からない。

　　　No one knows （　　　）（　36　）（　　　）（　　　）（　37　）（　　　） his
　　　health before the concert.

　　　ア．he 　　　　　　　イ．not 　　　　　　　ウ．or
　　　エ．recover 　　　　　オ．whether 　　　　　カ．will

VII　次の英文を読み，あとの問いに答えよ。

Attitudes about expressing anger vary from culture to culture. In some cultures, almost any sign of anger is inappropriate. In others, people use anger as a way of extending relationships. The differences in attitudes about anger can cause a lot of cross-cultural miscommunication. For example, anthropologist Jean Briggs spent 17 months as the adopted daughter of an Utku Eskimo family. During this time, she discovered if she expressed anger in a way that was appropriate in the United States, the Eskimos thought that she was childish.

The Utku are just one example of a culture that dislikes signs of anger. Finnish people also believe that expressions of anger show a lack of self-control. This attitude can make them seem very peaceful. For example, road rage is a problem in many countries, but not in Finland. There, experts say, a car accident does not make people angry. The drivers politely exchange information and then go on.

Such behavior would not happen in the United States where expressing anger is accepted—even expected. The problem occurs when people from cultures where anger is acceptable visit countries where it is not. For example, if an American visiting England complained in a tone of voice that would be effective at home, no one would pay attention. They would see him as just another impolite American. This is because
(40)
the English usually avoid showing anger unless the situation is extremely serious.

Avoidance of public anger is also common in China and Japan. In both of these cultures, the expression of anger is unacceptable and destructive. This attitude is very different from the one in the United States, where many people believe that not expressing anger can lead to depression, alcoholism, or even violence. In countries that don't express anger, most people would think this idea was ridiculous.

However, in some other cultures, anger is more lightly received and forgotten than in the United States. Americans traveling in the Middle East or some Mediterranean countries are often surprised by the amount of anger they see and hear. They do not realize that people in these countries express their anger and then forget it. Even the people who are on the receiving end of the anger usually do not remember it for long. In fact, in these cultures, fierce arguments and confrontation can be positive signs of friendliness and engagement. Here, again, is a good deal of opportunity for misunderstanding and resentment between cultures.

問1　本文の第1段落の内容に合うものとして最も適当なものを，ア〜エから一つ選べ。(38)

　ア. People in some cultures think that anger is helpful in developing personal relationships.

　イ. Showing anger is considered to be a reasonable type of behavior in any culture.

　ウ. The Eskimo family viewed the anthropologist's anger as proper and mature.

　エ. While every culture is different, the feelings that people have about anger are always the same.

問2　本文の第2段落の内容に合うものとして最も適当なものを，ア〜エから一つ選べ。(39)

ア．Even if they are involved in a traffic accident, people in Finland do not express anger.

イ．In Finland, automobile accidents are the cause of arguments between people.

ウ．In Finland, people want to avoid getting in arguments, so they do not have car accidents.

エ．Road rage is a big problem in Finland as it is in many other countries.

問3　下線部(40)の内容として最も適当なものを，ア〜エから一つ選べ。

ア．Americans consider showing anger an acceptable way of behaving.

イ．For the English, the American way of showing anger is not polite.

ウ．Most Americans would try not to show anger when they are in England.

エ．Rarely do Americans regard anger as an appropriate form of behavior.

問4　本文の第3段落の内容に<u>合わないもの</u>を，ア～エから一つ選べ。(41)

ア．A person from one culture visiting another would not have difficulties due to their differing ideas about anger.

イ．In the case of an extremely serious situation, English people would be more likely to express their anger.

ウ．In the United States, it is not uncommon for people to demonstrate their anger in public.

エ．The English and Americans have different views about expressing public anger.

問5　本文の第4段落の内容に合うものとして最も適当なものを，ア～エから一つ選べ。(42)

ア．Americans believe that depression results from expressing their anger.

イ．In China, it is believed that expressing anger can be advantageous.

ウ．Many Japanese think that a person who gets angry in front of other people may damage people or things.

エ．Most Japanese think it makes sense that not expressing anger could lead to alcoholism.

問6　本文の第5段落の内容に合わないものを，ア～エから一つ選べ。(43)

ア．Compared with Americans, those from the Middle East do not react to anger very seriously.

イ．Expressing anger is a sign of having good relationships in some countries.

ウ．People in Mediterranean countries are likely to disapprove of people who get angry in public.

エ．The way in which anger is expressed may cause misunderstanding between people of different countries.

問7　本文の内容と合うものを，ア～キから二つ選び，(44)と(45)に一つずつマークせよ。ただし，マークする記号（ア，イ，ウ，...）の順序は問わない。

ア．People in most countries share the same opinion about when it is appropriate to show anger in public.

イ．People in an Eskimo tribe believe that getting angry is inappropriate for a mature adult.

ウ．People in Finland think those who display anger are in complete control of themselves.

エ．English people are accustomed to showing their anger in all situations.

オ．Japanese and Chinese cultures do not share the same belief when it comes to showing anger.

カ．Americans who travel to the Middle East would seldom be surprised to see how much people display anger.

キ．Mediterranean people frequently show their anger in public, but they may do so to express their friendship.

（以　下　余　白）

化 学

問題
（60分）

近畿大学（薬）31 年度

31年度

| 11月 17日試験 |

Ⅰ　ハロゲンの単体A〜Dに関する次の文章中の空欄 | 1 | 〜 | 12 | にあてはまる最も適切なものを，それぞれの**解答群**から選び，解答欄にマークせよ。ただし，同じものを何度選んでもよい。

　ハロゲンの単体のうち，AとBは水に少し溶ける。水溶液中のBは，その一部が水と反応して | 1 | と | 2 | を生じている。| 1 | は酸化作用が強いので，Bの水溶液は漂白剤や殺菌剤に用いられる。| 2 | を実験室で発生させるには，| 3 | 。単体Aの水溶液をフェノールの水溶液に十分に加えると白色沈殿を生じる。単体Cは水と激しく反応して | 4 | と | 5 | を生じる。| 4 | には二酸化ケイ素やガラスを溶かす性質がある。| 5 | を実験室で発生させるには，| 6 | 。単体Dは水にほとんど溶けないが，| 7 | の水溶液には | 8 | となって溶け，褐色の水溶液となる。この水溶液は消毒剤に用いられる。

　ハロゲンの単体には酸化作用がある。例えば，加熱した銅にBを反応させると，反応の前後で銅の酸化数は | 9 | から | 10 | に変化する。また，ハロゲンの単体の酸化力の強さには差があり，| 11 | イオンを含む水溶液にBを通じるとAが遊離する。単体B〜Dを酸化力の強い順に並べると | 12 | となる。

| 1 | ， | 2 | ， | 4 | ， | 5 | および | 7 | に対する**解答群**

① HF　　② HCl　　③ HBr　　④ HI　　⑤ H_2
⑥ HClO　⑦ HBrO　⑧ HIO　　⑨ $HClO_3$　⓪ $HBrO_3$
ⓐ HIO_3　ⓑ H_2O_2　ⓒ O_2　ⓓ O_3　ⓔ KF
ⓕ NaCl　ⓖ NaBr　ⓗ KI

| 3 | および | 6 | に対する解答群

① ホタル石に濃硫酸を加えて加熱する

② 塩素酸カリウムに酸化マンガン(Ⅳ)を加えて加熱する

③ 臭化ナトリウムに濃硫酸を加えて加熱する

④ 硫化鉄(Ⅱ)に塩酸を加える

⑤ 高度さらし粉に希塩酸を加える

⑥ 塩化ナトリウムに濃硫酸を加えて加熱する

⑦ ヨウ化カリウム水溶液に硫酸酸性の過マンガン酸カリウム水溶液を加える

⑧ 酸化マンガン(Ⅳ)に濃塩酸を加えて加熱する

⑨ 銅に濃硝酸を加える

⓪ ギ酸に濃硫酸を加えて加熱する

| 8 | に対する解答群

① F^- ② HF_2^- ③ FO^- ④ Cl^- ⑤ ClO^- ⑥ ClO_3^-

⑦ Br^- ⑧ BrO^- ⑨ BrO_3^- ⓪ I^- ⓐ I_3^- ⓑ IO_4^-

| 9 | および | 10 | に対する解答群

① － 4   ② － 3   ③ － 2   ④ － 1   ⑤ 0

⑥ ＋ 1   ⑦ ＋ 2   ⑧ ＋ 3   ⑨ ＋ 4

| 11 | に対する解答群

① フッ化物   ② 塩化物   ③ 臭化物   ④ ヨウ化物

| 12 | に対する解答群

① B ＞ C ＞ D   ② B ＞ D ＞ C   ③ C ＞ B ＞ D

④ C ＞ D ＞ B   ⑤ D ＞ B ＞ C   ⑥ D ＞ C ＞ B

Ⅱ　次の文章(1)～(3)中の空欄 | 13 | ～ | 29 | にあてはまる最も適切なものを，
それぞれの**解答群**から選び，解答欄にマークせよ。ただし，同じものを何度選んでもよ
い。

(1)　不純物として1%の塩化ナトリウム NaCl を含む硝酸カリウム KNO_3 100 g を，
60 ℃に加熱した水に完全に溶解し，20 ℃まで冷却して純粋な KNO_3 を取り出したい。
このとき，最低限必要になる水の質量は | 13 | g で，得られる純粋な KNO_3 の質
量は | 14 | g である。また，析出した結晶をろ過して取り除き，ろ液を 0 ℃まで
冷却するとき | 15 | 。なお，NaCl および KNO_3 の各温度における溶解度は
表Ⅱ－1のとおりとする。

表Ⅱ－1　NaCl および KNO_3 の溶解度〔g/100 g 水〕

	0 ℃	20 ℃	60 ℃
NaCl	38	38	39
KNO_3	13	32	110

(2)　図Ⅱ－1は希薄溶液と純溶媒の冷却曲線である。希薄溶液の凝固点は | 16 | で，
純溶媒の凝固点は | 17 | である。曲線上の点 a ～点 i のうち，純溶媒の過冷却の
状態は点 | 18 | ～点 | 19 | で，このときの純溶媒の状態は | 20 | 。また，
希薄溶液が凝固しはじめるのは点 | 21 | であり，さらに冷却し続けると点
| 22 | で完全に固体になる。過冷却の状態を脱してから点 | 22 | までは，希
薄溶液の | 23 | 。

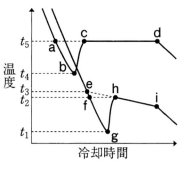

図Ⅱ－1

(3) 塩化鉄(Ⅲ) $FeCl_3$ 水溶液を沸騰水に加えると，赤褐色の水酸化鉄(Ⅲ) $Fe(OH)_3$ の
コロイド溶液が得られる。このコロイド溶液に横から強い光を当てると，光の進路が
輝いて見える。これは　24　とよばれ，　25　や　26　の水溶液でも見
られる。$Fe(OH)_3$ のコロイド溶液を U 字管にとり，両端に電極を挿し込み直流電圧
を加えると，　27　によりコロイド粒子は陰極側に移動する。また，$Fe(OH)_3$
のコロイド溶液に少量の電解質を加えると　28　により沈殿が生成する。
$Fe(OH)_3$ のコロイド粒子を沈殿させるのに，最も少ない物質量でよい電解質は，塩
化ナトリウム $NaCl$，硝酸カルシウム $Ca(NO_3)_2$，硫酸アルミニウム $Al_2(SO_4)_3$ およ
びリン酸カリウム K_3PO_4 のうち，　29　である。

　13　および　14　に対する解答群

① 30　　② 35　　③ 40　　④ 45　　⑤ 50

⑥ 55　　⑦ 60　　⑧ 65　　⑨ 70　　⓪ 75

ⓐ 80　　ⓑ 85　　ⓒ 90　　ⓓ 95　　ⓔ 100

ⓕ 105　　ⓖ 110　　ⓗ 115　　ⓘ 120

　15　に対する解答群

① KNO_3 の結晶のみが析出する

② $NaCl$ の結晶のみが析出する

③ KNO_3 と $NaCl$ の両方の結晶が析出する

④ KNO_3 と $NaCl$ の両方とも結晶として析出しない

⑤ 水溶液が凍結する

　16　および　17　に対する解答群

① t_1　　② t_2　　③ t_3　　④ t_4　　⑤ t_5

　18　，　19　，　21　および　22　に対する解答群

① a　　② b　　③ c　　④ d　　⑤ e

⑥ f　　⑦ g　　⑧ h　　⑨ i

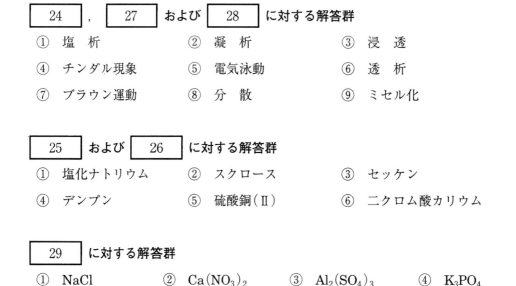

20 に対する解答群

①　液体のままである

②　完全に固体になっている

③　固体と液体が共存していて，温度は一定に保たれている

④　固体と液体が共存していて，温度は徐々に低下している

⑤　固体と液体が共存していて，温度は徐々に上昇している

23 に対する解答群

①　溶質が先に析出するため，溶液の濃度はしだいに薄くなる

②　溶質が先に析出するため，溶液の濃度はしだいに濃くなる

③　溶媒が先に凝固するため，溶液の濃度はしだいに薄くなる

④　溶媒が先に凝固するため，溶液の濃度はしだいに濃くなる

⑤　溶質の析出と溶媒の凝固が同じ比率で起こるため，溶液の濃度は一定に保たれている

24 ， 27 および 28 に対する解答群

①　塩　析　　　②　凝　析　　　③　浸　透

④　チンダル現象　⑤　電気泳動　　⑥　透　析

⑦　ブラウン運動　⑧　分　散　　　⑨　ミセル化

25 および 26 に対する解答群

①　塩化ナトリウム　②　スクロース　　③　セッケン

④　デンプン　　　　⑤　硫酸銅（Ⅱ）　⑥　二クロム酸カリウム

29 に対する解答群

①　$NaCl$　　②　$Ca(NO_3)_2$　　③　$Al_2(SO_4)_3$　　④　K_3PO_4

Ⅲ　次の文章中の空欄　30　～　41　にあてはまる最も適切なものを，それぞれの**解答群**から選び，解答欄にマークせよ。ただし，同じものを何度選んでもよい。また，原子量は H＝1.00, C＝12.0, O＝16.0, Na＝23.0 とする。なお，酢酸の電離定数 $K_a=2.7\times10^{-5}$ mol/L, $\log_{10}2.0=0.30$, $\log_{10}2.7=0.43$, $\log_{10}3.0=0.48$ とする。

　0.20 mol/L の酢酸 CH_3COOH 水溶液 A 200 mL と 0.20 mol/L の酢酸ナトリウム CH_3COONa 水溶液 B 200 mL について考える。水溶液 A 中の CH_3COOH は式(1)の電離平衡の状態である。このときの水素イオンの濃度 $[H^+]$ を x mol/L とすると，CH_3COOH の濃度 $[CH_3COOH]$ は　30　mol/L と表すことができ，水溶液 A 200 mL 中には，式(1)から酢酸イオン CH_3COO^- は　31　mol 生成していることになる。

$$CH_3COOH \rightleftharpoons CH_3COO^- + H^+ \qquad (1)$$

　一方，水溶液 B 中では，CH_3COONa は式(2)のように完全に電離しているとみなすことができ，ナトリウムイオンの濃度 $[Na^+]$ は　32　mol/L である。

$$CH_3COONa \longrightarrow CH_3COO^- + Na^+ \qquad (2)$$

　ここで，水溶液 A 200 mL と水溶液 B 200 mL を混合した混合溶液 C 400 mL 中の酢酸イオンの濃度 $[CH_3COO^-]$ は，　33　mol/L となるが，混合溶液 C 中には，多量の CH_3COO^- が存在しているために，式(1)の電離平衡は左辺の方向に移動し，新しい平衡状態に達すると考えられる。このように平衡が移動する方向に関する原理は，　34　によって提唱された。

　混合溶液 C 中の新しい平衡状態では，$[H^+]$ はきわめて小さくなり，ほぼ無視できる。また，酢酸 CH_3COOH の電離定数 K_a は，　35　と表すことができるが，CH_3COONa が加わったときにも成立する。したがって，混合溶液 C 中の $[H^+]$ は　36　$\times 10^{\boxed{37}}$ mol/L, pH は　38　となる。次に，混合溶液 C 400 mL に 5.0 mol/L の塩酸 HCl を 4.0 mL 加えたときの pH の変化を考える。混合後の水溶液の体積を v L とすると，加えた HCl は CH_3COO^- と反応するので，$[CH_3COOH]$ は　39　mol/L だけ増え，$[CH_3COO^-]$ は　39　mol/L だけ減少し，pH は　40　となる。

　なお，ヒトの血液は，二酸化炭素と炭酸水素イオンによって，細胞内はリン酸水素イ

オンとリン酸二水素イオンによって，その pH がほぼ一定に保たれており，これを
$\boxed{41}$ という。

$\boxed{30}$ ，$\boxed{31}$ および $\boxed{33}$ に対する解答群

① $0.1+x$ 　② $0.1+0.5x$ 　③ $0.1-x$ 　④ $0.1-0.5x$ 　⑤ $0.1x$

⑥ $0.2+x$ 　⑦ $0.2+0.5x$ 　⑧ $0.2-x$ 　⑨ $0.2-0.5x$ 　⓪ $0.2x$

ⓐ $0.4+x$ 　ⓑ $0.4+0.5x$ 　ⓒ $0.4-x$ 　ⓓ $0.4-0.5x$ 　ⓔ $0.4x$

ⓕ $0.5+x$ 　ⓖ $0.5+0.5x$ 　ⓗ $0.5-x$ 　ⓘ $0.5-0.5x$ 　ⓙ $0.5x$

$\boxed{32}$ に対する解答群

① 0.01 　② 0.02 　③ 0.03 　④ 0.04 　⑤ 0.05

⑥ 0.1 　⑦ 0.2 　⑧ 0.3 　⑨ 0.4 　⓪ 0.5

$\boxed{34}$ に対する解答群

① アボガドロ 　② アレニウス 　③ ウェーラー 　④ シャルル

⑤ ダニエル 　⑥ ドルトン 　⑦ ファラデー 　⑧ ヘンリー

⑨ ボイル 　⓪ ラウール 　ⓐ ルシャトリエ 　ⓑ レイリー

$\boxed{35}$ に対する解答群

① $\dfrac{[CH_3COO^-][H^+]}{[CH_3COOH]}$ 　② $\dfrac{[CH_3COOH][H^+]}{[CH_3COO^-]}$ 　③ $\dfrac{[CH_3COO^-]}{[CH_3COOH][H^+]}$

④ $\dfrac{[CH_3COOH]}{[CH_3COO^-][H^+]}$ 　⑤ $\dfrac{[CH_3COO^-][Na^+]}{[CH_3COOH]}$ 　⑥ $\dfrac{[CH_3COOH][Na^+]}{[CH_3COO^-]}$

⑦ $\dfrac{[CH_3COO^-]}{[CH_3COOH][Na^+]}$ 　⑧ $\dfrac{[CH_3COOH]}{[CH_3COO^-][Na^+]}$

$\boxed{36}$ に対する解答群

① 1.4 　② 1.7 　③ 2.0 　④ 2.4 　⑤ 2.7

⑥ 3.0 　⑦ 3.5 　⑧ 4.2 　⑨ 4.8 　⓪ 5.3

37 に対する解答群

① －1　　　② －2　　　③ －3　　　④ －4

⑤ －5　　　⑥ －6　　　⑦ －7　　　⑧ －8

38 および 40 に対する解答群

① 3.79　② 4.04　③ 4.09　④ 4.14　⑤ 4.22

⑥ 4.27　⑦ 4.40　⑧ 4.52　⑨ 4.57　⓪ 4.70

ⓐ 4.82　ⓑ 4.87　ⓒ 5.00　ⓓ 5.18　ⓔ 5.25

39 に対する解答群

① $0.01v$　② $0.01/v$　③ $0.02v$　④ $0.02/v$　⑤ $0.03v$

⑥ $0.03/v$　⑦ $0.04v$　⑧ $0.04/v$　⑨ $0.05v$　⓪ $0.05/v$

ⓐ $0.1v$　ⓑ $0.1/v$　ⓒ $0.2v$　ⓓ $0.2/v$　ⓔ $0.3v$

ⓕ $0.3/v$　ⓖ $0.4v$　ⓗ $0.4/v$　ⓘ $0.5v$　ⓙ $0.5/v$

41 に対する解答群

① 緩衝作用　　② 共通イオン効果　　③ けん化　　④ 重　合

⑤ 電離平衡　　⑥ 潮　解　　⑦ 乳　化

IV　次の文章(1)および(2)中の空欄 | 42 | 〜 | 52 | にあてはまる最も適切なもの
　　を，それぞれの**解答群**から選び，解答欄にマークせよ。ただし，同じものを何度選んで
　　もよい。また，原子量は H＝1.00，C＝12.0，N＝14.0，O＝16.0，Na＝23.0，P＝31.0，
　　S＝32.0，Cl＝35.5，K＝39.0 とし，高級脂肪酸の分子量はリノレン酸＝278，リノー
　　ル酸＝280，オレイン酸＝282 とする。

(1)　油脂Xは，グリセリンがもつ | 42 | 個の水酸基がすべて高級脂肪酸で
　　　| 43 | された化合物である。油脂Xの脂肪酸組成が，リノレン酸10%，リノール
　　　酸80%，オレイン酸10%であるとき，油脂Xの平均分子量は | 44 | であり，1
　　　分子当たりの炭素—炭素間の二重結合の数は平均 | 45 | 個である。油脂1gをけ
　　　ん化するのに必要な | 46 | の質量（mg）をけん化価といい，油脂Xのけん化価
　　　はおよそ | 47 | である。

(2)　図Ⅳ−1に示した化合物Yは，炭化水素基が結合したベンゼンを濃硫酸にて
　　　| 48 | し，水酸化ナトリウムを加えることで得られる。化合物Yは | 49 | で
　　　あり，A〜Cの中で，疎水性を示す部分は | 50 | である。化合物Yの水溶液は
　　　| 51 | 性であり，硬水（カルシウムイオンやマグネシウムイオンを多く含む水）
　　　中で，一般に | 52 | 。

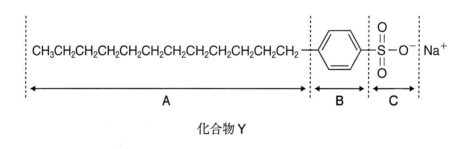

化合物 Y

図Ⅳ−1

| 42 | および | 45 | に対する**解答群**

① 1　　② 2　　③ 3　　④ 4　　⑤ 5　　⑥ 6

⑦ 7　　⑧ 8　　⑨ 9　　⓪ 10　　ⓐ 11　　ⓑ 12

43 および 48 に対する解答群

① アセタール化　　② エステル化　　③ ハロゲン化　　④ 還　元
⑤ 酸　化　　　　　⑥ ジアゾ化　　　⑦ スルホン化　　⑧ ニトロ化

44 に対する解答群

① 280　　② 318　　③ 382　　④ 429　　⑤ 560
⑥ 598　　⑦ 691　　⑧ 699　　⑨ 761　　⓪ 786
ⓐ 840　　ⓑ 878　　ⓒ 1120　　ⓓ 1158　　ⓔ 1438
ⓕ 1718　　ⓖ 1998　　ⓗ 2278　　ⓘ 2558　　ⓙ 2836

46 に対する解答群

① 塩化ナトリウム　　② 水酸化カリウム　　③ 水酸化ナトリウム
④ エタノール　　　　⑤ 硫　酸　　　　　　⑥ 塩　酸
⑦ アンモニア　　　　⑧ リン酸

47 に対する解答群

① 52　　② 64　　③ 80　　④ 101　　⑤ 146
⑥ 162　　⑦ 176　　⑧ 187　　⑨ 191　　⓪ 197
ⓐ 200　　ⓑ 207　　ⓒ 214　　ⓓ 221　　ⓔ 240
ⓕ 243　　ⓖ 304　　ⓗ 392　　ⓘ 440　　ⓙ 600

49 に対する解答群

① アゾ化合物　　　　② アマルガム　　　　③ イオン交換樹脂
④ 陰イオン界面活性剤　⑤ 高級アルコール　　⑥ 合成染料
⑦ 脂肪油　　　　　　⑧ 尿素樹脂　　　　　⑨ 非イオン界面活性剤
⓪ 陽イオン界面活性剤　ⓐ 両性界面活性剤

| 50 | に対する解答群

① Aのみ   ② Bのみ   ③ Cのみ   ④ AとBのみ

⑤ AとCのみ   ⑥ BとCのみ   ⑦ A，BおよびC

| 51 | に対する解答群

① 弱 酸   ② 弱塩基   ③ 中   ④ 強 酸   ⑤ 強塩基

| 52 | に対する解答群

① カルシウム塩とマグネシウム塩の両方が沈殿する

② カルシウム塩のみが沈殿する

③ マグネシウム塩のみが沈殿する

④ 塩の沈殿はみられない

英　語

解答　31年度

Ⅰ

〔解答〕

[A]　1. イ　　2. エ　　3. イ

[B]　4. ウ　　5. エ　　6. イ

〔出題者が求めたポイント〕

[A]選択肢訳

1.
ア．影響力のある人々の名前が多すぎて覚えられなかった。
イ．いくつかの重要な出来事の年月日を思い出せなかった。
ウ．大統領の名前を確認するのに十分な時間がなかった。
エ．19世紀のフランス政治を理解するのは容易でなかった。

2.
ア．私の授業ノートをあなたにメールで送りましょうか？
イ．すぐあなたに答えを与えられます。
ウ．先生に電話して助けを求めましょうか？
エ．一緒に勉強しましょうよ。そうしたら、あなたのサポートができるわ。

3.
ア．授業のトピックに関するプレゼンテーションの準備できてますか？
イ．授業のテキストを必ず持ってきて。
ウ．クラスで話し合った主な出来事を見直してください。
エ．ノートパソコンを持ってきてください。

[B]選択肢訳

4.
ア．我々のグループは到着がとても遅れた
イ．プレゼンテーションが制限時間を超えた
ウ．終わるのがちょっと早かった
エ．我々はそれを始めるのが遅れた

5.
ア．全部紙に書くことをお勧めするね
イ．最善のアドバイスは、前の夜よく眠ることだね
ウ．先生に助けを求めた方がいいね
エ．まず人前で練習すべきだね

6.
ア．スライドを注意深く見る必要がありますか？
イ．それと、アイコンタクトをたくさんするべきですか？
ウ．他のプレゼンテーションを見るべきですか？
エ．大声で話すのは良い考えでしょうか？

〔全訳〕

[A]

A：ボクらの歴史のクラスの宿題は本当に大変だった。

終わらなかった。

B：本当？　私はそれほど難しいとは思わなかったわ。何が問題だったの？

A：[1]いくつかの重要な出来事の年月日を思い出せなかった。

B：なぜネット検索しなかったの？　それが起きた正確な月日は見つけられるはずよ。

A：コンピュータの使い方があまり得意じゃないし、正直言って、クラスで議論してきた主な問題のいくつかを理解するのも苦労しているよ。

B：[2]一緒に勉強しましょうよ。そうしたら、あなたのサポートができるわ。

A：本当にいいの？　とっても親切だね。金曜日に始められるかな？

B：もちろん、いいわよ。私も都合がいいわ。図書館で午後3時に会いましょう。

A：何か準備する必要はある？

B：[3]授業のテキストを必ず持ってきて。

A：オッケー、そうするよ。実は、兄が去年この授業を受講したので、2冊持って来ることができるよ。それを知らなかったので、今、ボクには余分なテキストがあるんだ！

[B]

A：今朝のグループ・プレゼンテーションどう思った？

B：素晴らしいと思いました！　おめでとうございます。

A：ありがとう。でも、[4]終わるのがちょっと早かった。

B：ええ、グループが5分早くステージを降りたことに気づきました。

A：メンバーのひとりが欠席したので、プレゼンのその部分はやらなかったんだ。

B：それでも素晴らしかったです。いつも印象的なプレゼンをされますね。どうしてできるのですか？　私はプレゼンをするときは本当に緊張します。

A：まあ、良いプレゼンテーションをするには、[5]まず人前で練習すべきだね。

B：それは素晴らしいアドバイスです。では、次やるときは、私の家族に何回か見てもらうよう頼むことにします。

A：良い考えだと思うよ。

B：[6]それと、アイコンタクトをたくさんするべきですか？

A：そうだよ。そうすることで、聴衆のさまざまな顔を直接見れるので、ずっと自信があるように見えるよ。

B：どうもありがとうございました！

Ⅱ

〔解答〕

7. イ　　8. ア　　9. ウ

10. カ　　11. ク　　12. キ

〔全訳〕

心臓病は世界の主要な死因である。毎年 100 万人を超える人々が心臓発作に苦しんでおり、このうち 70 万人以上が亡くなっている。心臓病による死亡を減らすには、人々の暮し方を変える必要がある。

心臓病の主な原因の一つは、良い食習慣の欠如だ。人はより多くの魚、全粒穀物、野菜、植物油およびナッツを食べるべきであり、食事の中の、塩やトランス脂肪の量を減らすべきなのだ。

運動不足も別の危険因子だ。健康的な体重を維持するために、ほぼ毎日少なくとも 30 分運動することは効果的であり、これはストレスの軽減にもなる。

心臓病の原因はひとつだけではないが、食べ方は非常に重要だ。研究者によると、少量のチョコレートを食べるのは心臓病のリスクを減らすのに役立つ。彼らは毎日約 50 グラムのダークチョコレートを食べることを推奨している。

Ⅲ

〔解答〕

13. ウ　　14. イ　　15. ウ　　16. ウ

17. ウ　　18. ア　　19. ウ　　20. ア

〔出題者が求めたポイント〕

13. confusing「(物事が)紛らわしい」。confused「(人が)混乱している」。

14. take an interest in ～「～に関心を持つ」の受動態。

15. nor の後ろは倒置が起きる。never は接続詞としては用いることができない。

16. everybody は単数なので、was gathered が正解。

17. imagine の目的語は名詞または動名詞。ここでは動名詞の moving が正解。their は意味上の主語。

18. 否定文＋ much less ～「まして～はない」。

19. a couple of conditions were not met「2、3 の条件が整わなかった」。

20. 「私が思った」以前に「パーティに向かった」という内容なので、過去完了形の had left が正解。

〔問題文訳〕

13. その指示はあまりにも紛らわしかったので、私はホテルに到着できなかった。

14. 最近、人工知能に関する研究に大きな関心が持たれている。

15. スーザンはまったくお金がなかったし、海外旅行をする時間もなかった。

16. 町のほとんどすべての人が、その有名俳優を見るために集まった。

17. 一部の人は人形を怖がり、夜中に人形が動くのを想像する。

18. ティムはジョンに会うことさえなかった。まして彼と話すことはなかった。

19. 特に 2、3 条件が整わなかったとの理由により、その契約は締結されなかった。

20. サリーから返事はなかった。それで、私は彼女がパーティに向かったと思った。

Ⅳ

〔解答〕

21. ウ　　22. エ　　23. イ　　24. エ

〔出題者が求めたポイント〕

選択肢訳

21. トムは時々友だちと夕食を食べるのが好きだ。

ア. ちょうど今トムは友だちと一緒に夕食を楽しんでいる。

イ. 今日と来週トムは友だちと夕食を食べたいと思っている。

ウ. トムは時々友だちと夕食をとるのを楽しむ。

エ. トムは毎週友だちと夕食を食べるのが好きだ。

22. ティナはこの夏ヨーロッパに旅行するかどうか決めていない。

ア. この夏のヨーロッパへの旅はティナにとって可能ではないだろう。

イ. この夏のヨーロッパへの旅に関して、ティナはきっと行かないだろう。

ウ. ティナはこの夏ヨーロッパに行くのは悪い考えだと確信した。

エ. ティナはこの夏ヨーロッパに行くかどうかまだ決めていない。

23. アンは新製品の市場調査に参加した。

ア. アンは新製品市場調査の世話人を辞任した。

イ. アンは新製品市場調査の参加者だった。

ウ. 市場調査中に、アンは新製品に興味を持つようになった。

エ. 新製品に関して、アンは市場調査の作成に一定の役割を果たした。

24. フランクは、緊急事態ためにテニストーナメントを降りた。

ア. 緊急事態のせいで、フランクはテニストーナメントに着くために早く家を出た。

イ. 緊急事態のせいで、フランクはテニストーナメントに遅刻した。

ウ. フランクは、緊急事態のためにテニストーナメントが終わった後すぐに帰った。

エ. 緊急事態があったので、フランクはテニストーナメントから撤退した。

Ⅴ

〔解答〕

25. イ　　26. ウ　　27. ア　　28. イ　　29. イ

〔出題者が求めたポイント〕

25. burst「破裂する」。collapse「崩壊する」。destroy「破壊する」。injure「傷つける」。

26. civilian「民間人」。human「人間」。inhabitant「住民」。migrant「移住者」。

27. decline「減少する」。fail「失敗する」。shift「移す」。vanish「消える」。

28. beneficial「有益な」。grateful「感謝している」。
joyous「うれしい」。thoughtful「思いやりある」。
29. judgement「判断」。legislation「法制定」。
principle「原理」。solution「解決策」。
〔問題文訳〕
25. (a) 圧力で突然崩壊する
 (b) 雪の重みで家の屋根が壊れた。
26. (a) 特定の場所で暮らす人や動物
 (b) クリスティナはコーヒーで有名な地域の地元住民だ。
27. (a) 徐々に少なく、低く、あるいは悪化すること
 (b) 弱い経済のせいで、会社の利益は 2 年間にわたって減少した。
28. (a) 他人に対して感謝を示したり表明したりする
 (b) デヴィッドは仕事で助けてもらったので、同僚にとても感謝していた。
29. (a) 制定された法律または法律群
 (b) 政府の新たな法制定は高齢者へのサービスを向上させるだろう。

Ⅵ
〔解答〕
[A] 30. ア　31. ウ
[B] 32. ウ　33. ア
[C] 34. ウ　35. カ
[D] 36. ウ　37. カ
〔出題者が求めたポイント〕
正解の英文
[A] We (are not to eat this mushroom because) it is poisonous.
[B] She knows (the art of making people do what) she wants without hurting their feelings.
[C] The temple (familiarly known as Kinkakuji is known to locals as) Rokuonji.
[D] No one knows (whether or not he will recover) his health before the concert.

Ⅶ
〔解答〕
問 1　ア　問 2　ア　問 3　イ　問 4　ア
問 5　ウ　問 6　ウ　問 7　イ、キ
〔出題者が求めたポイント〕
問 1　選択肢訳
　ア．ある文化の人々は、怒りが個人的な関係を築くのに役立つと考えている。←第 5 段落第 5 文に一致
　イ．怒りを示すことは、どんな文化においても合理的な類の行動だと考えられている。
　ウ．エスキモー家族は、この人類学者の怒りを適切で成熟したものと見なした。
　エ．あらゆる文化は異なるが、人々が怒りに関して持つ感情は常に同じだ。
問 2　選択肢訳

　ア．たとえ交通事故に巻き込まれても、フィンランドの人々は怒りを表さない。←第 2 段落第 5 文に一致
　イ．フィンランドでは、自動車事故が人々の間の口論の原因だ。
　ウ．フィンランドでは、口論に巻き込まれるのを避けたいので、人々は自動車事故を起こさない。
　エ．他の多くの国でそうであるように、運転中の激怒はフィンランドでも大きな問題だ。
問 3　選択肢訳
　ア．アメリカ人は、怒りを示すことを容認できるふるまいだと考える。
　イ．英国人にとって、アメリカ流の怒りの表し方は礼儀正しくない。
　ウ．たいていのアメリカ人は英国にいるときには怒りを見せないようにする。
　エ．アメリカ人が怒りを適切な行動形態と見なすことはめったにない。
問 4　選択肢訳
　ア．ある文化の人が他の文化を訪れていても、怒りについての考え方が異なるため、困難はないだろう。←「困難ではないだろう」が本文に合わない
　イ．非常に深刻な状況の場合には、英国人が自分の怒りを表すことはあり得るだろう。
　ウ．アメリカでは、人々が人前で怒りを示すことは珍しくない。
　エ．英国人とアメリカ人は、人前で怒りを表すことについて異なる見解を持っている。
問 5　選択肢訳
　ア．アメリカ人は、うつ病は怒りを表すことに起因すると信じている。
　イ．中国では、怒りを表現することが有利になり得ると考えられている。
　ウ．多くの日本人は、他人の前で怒る人は人や物を傷つけるかもしれないと考える。←第 4 段落第 2 文に一致
　エ．たいていの日本人は、怒りを表現しないことがアルコール依存症をもたらす可能性があることは理にかなっていると考えている。
問 6　選択肢訳
　ア．アメリカ人と比較して、中東出身の人々は怒りに対してあまり真剣に反応しない。
　イ．怒りを表すことは、国によっては良い関係を築いていることの表れである。
　ウ．地中海諸国の人々は、人前で怒る人々を認めない可能性がある。←「認めない可能性がある」が本文に合わない
　エ．怒りの表現方法は、異なる国の人々の間で誤解を引き起こす可能性がある。
問 7　選択肢訳
　ア．たいていの国の人々は、いつ人前で怒りを示すのが適切であるかについて同じ意見を共有している。
　イ．エスキモー族の人々は、腹を立てるのは成人にとって不適切であると考えている。←第 1 段落最終文

に一致
ウ．フィンランドの人々は、怒りを見せる人々は自分
　自身を完全に制御していると考えている。
エ．英国人はあらゆる状況で怒りを見せることに慣れ
　ている。
オ．怒りを示すことに関しては、日本と中国の文化は
　同じ信念を共有していない。
カ．中東に旅行するアメリカ人は、人々がどれほどの
　怒りを示すのかを見ても驚くことはめったにないだ
　ろう。
キ．地中海の人々は、しばしば人前で怒りを示すが、
　彼らは自分たちの友情を表すためにそうするのかも
　知れない。←第5段落第5文に一致

〔全訳〕
　怒りを表現することに対する態度は文化によって異な
る。文化によっては、ほとんどあらゆる怒りの兆しが不
適切なものだ。他の文化では、人間関係を広げる手段と
して怒りを用いる。怒りに対する態度の違いは異文化間
の誤解を引き起こす可能性がある。例えば、人類学者の
Jean Briggs は、ウツク・エスキモー家族の養子として
17ヶ月を過ごしたが、この間、彼女は、もしアメリカ
で妥当と思われる形で怒りを表したなら、エスキモーか
らは幼稚だと思われることを知った。
　ウツクは怒りの兆しを嫌う文化のほんの一例だ。フィ
ンランドの人々もまた、怒りの表現は自制心の欠如を示
すと考えている。こうした態度のおかげで、彼らはとて
も平和的に見える。例えば、運転中の激怒は多くの国で
問題となっているが、フィンランドでは問題になってい
ない。そこでは、自動車事故が人々を怒らせることはな
い、と専門家は言う。ドライバー同士、礼儀正しく情報
を交換して、話を進める。
　このような行動は、怒りの表現が受け入れられている
―予期すらされている―米国では起こらないだろう。問
題は、怒りが受け入れられる文化の人が、受け入れられ
ない国を訪問するときに生じる。例えば、英国を訪れて
いるアメリカ人が、自国なら効果的だろう声のトーンで
訴えても、誰も注意を払わないだろう。英国人は彼を、
単に一人の失礼なアメリカ人と見なすだけだろう。これ
は、状況が非常に深刻でない限り、英国人は通常怒りを
示すことを避けるからだ。
　人前で怒りを避けるのは、中国と日本でも普通のこと
だ。どちらの文化においても、怒りの表現は容認されず、
破壊的だと考えられるからだ。この態度は、怒りを表現
しないことがうつ病、アルコール依存症、さらには暴力
さえももたらす可能性があると多くの人が考える、米国
の態度とは大きく異なる。怒りを表さない国々なら、ほ
とんどの人がこうした考えはばかげていると思うだろ
う。
　しかし、一部の他の文化では、怒りはアメリカにおい
てよりも軽く受け止められ、忘れられる。中東や地中海
諸国を旅行するアメリカ人は、見たり聞いたりする怒り
の量に驚くことがよくある。彼らは、これらの国々の
人々が、怒りを表し、そして忘れることに気づいていな
い。怒りを受ける側にいる人でさえ、普通は長い間覚え
ていない。実際、これらの文化では、激しい議論と対立
は、親しみと前向きな関与の兆候となり得る。ここにも
また、文化間において誤解と憤慨が生じる大きな可能性
があるのだ。

化 学

解 答

31年度

推 薦

I

〔解答〕

1	⑥	2	②	3	⑥	4	①	5	ⓒ
6	②	7	ⓗ	8	ⓐ	9	⑤	10	⑦
11	③	12	③						

〔出題者が求めたポイント〕

ハロゲン

〔解答のプロセス〕

同じハロゲンでも，Cl_2 と F_2 では反応が異なるので注意。

$$Cl_2 + H_2O \longrightarrow HCl + HClO$$
$$2F_2 + 2H_2O \longrightarrow 4HF + O_2$$

フェノールはベンゼンに比べて反応性が高いので，Br_2 と直接反応しブロモ化される。

I_2 は無極性分子で水にとけないが，I^- イオンがあるととけることができる。

$$I_2 + I^- \longrightarrow I_3^-$$

ハロゲンの中では，周期表の上にいくほど酸化力は強くなる性質がある。

II

〔解答〕

13	ⓒ	14	⑨	15	①	16	③	17	⑤
18	①	19	②	20	①	21	⑦	22	⑨
23	④	24	④	25	③	26	④	27	⑤
28	②	29	④						

〔出題者が求めたポイント〕

固体の溶解

〔解答のプロセス〕

(1) KNO_3 99 g を完全にとかすことのできる水の量を考える。

	溶液	溶質	溶媒	
(60℃)	$99 + x$	99	x	(g)
	210	110	100	

∴ $99 : x = 110 : 100$　∴ $x = 90$ g

水 90 g に 20℃ でとけうる KNO_3 は 28.8 g なので

$$99 - 28.8 = 70.2 (g)$$

この溶液を 0℃ まで冷却したとき，とけうる NaCl の量は 34.2 g なので，1 g の NaCl は結晶に現れない。

(2) 液体が凝結すると溶質がとけられないので，液相はどんどん濃くなり凝固点はさらに低下していく。

(3) $Fe(OH)_3$ は正に帯電した疎水コロイドである。

III

〔解答〕

30	⑧	31	⓪	32	⑦	33	②	34	ⓐ
35	①	36	⑤	37	⑤	38	⑨	39	④
40	③	41	①						

〔出題者が求めたポイント〕

弱酸の電離，緩衝作用

〔解答のプロセス〕

H^+ は CH_3COOH の電離によってしか生じないので，A にだけ注目すれば，

$$[CH_3COOH] = 0.20 - [H^+] = 0.20 - x$$
$$[CH_3COO^-] = [H^+] = x$$

∴ CH_3COO^- は $x \times \dfrac{200}{1000} = 0.20 x$ (mol)

対して CH_3COONa は完全電離として見なせるので，B の中では $[Na^+] = 0.20$ (mol/L)

A と B を混合すれば，

$$[CH_3COO^-] = \frac{x \times \dfrac{200}{1000} + 0.20 \times \dfrac{200}{1000}}{\dfrac{400}{1000}}$$

$$= 0.1 + 0.5x$$

このうち，A から出てくる $[CH_3COO^-]$ はほぼ無視できる。

$$K_a = \frac{[CH_3COO^-][H^+]}{[CH_3COOH]}$$

$$\Leftrightarrow [H^+] = \frac{[CH_3COOH]}{[CH_3COO^-]} K_a$$

となるから，

A, B を等量混ぜていれば

$$\frac{[CH_3COOH]}{[CH_3COO^-]} = 1$$

∴ $[H^+] = K_a = 2.7 \times 10^{-5}$ mol/L

$$pH = 5 - \log_{10} 2.7 = 4.57$$

5.0 mol/L の HCl を 4.0 mL 加えると，H^+ が 0.02 mol 加わるので $[CH_3COO^-]$ は $\dfrac{0.02}{v}$ mol 減少し，その分 $[CH_3COOH]$ が増える。

このとき，$[H^+] = \dfrac{0.04 + 0.02}{0.04 - 0.02} \cdot K_a = 3 K_a$

$$pH = 5 - \log_{10} 2.7 - \log 3 = 4.09$$

IV

〔解答〕

42	③	43	②	44	ⓑ	45	⑥	46	②
47	⑨	48	⑦	49	④	50	④	51	③
52	④								

〔出題者が求めたポイント〕

有機高分子

〔解答のプロセス〕

(1)　リノレン酸：リノール酸：オレイン酸＝1：8：1で
ここから脂肪酸の平均分子量を考えると，

$$278 \times \frac{1}{10} + 280 \times \frac{8}{10} + 282 \times \frac{1}{10} = 280$$

$$\therefore \quad (280 - 18) \times 3 + 92 = 878$$

二重結合はリノレン酸，リノール酸，オレイン酸でそれぞれ3，2，1もっているので，油脂 X の二重結合の数は6。

けん化価は

$$\frac{1}{878} \times 3 \times 56 \times 10^3 = 191.3 \cdots$$

(2)　炭化水素基が疎水基，スルホ基が親水基となってセッケンと同じようにはたらく。

スルホン酸は強酸なのでナトリウム塩は液性が中性で，セッケンのような沈殿をつくらないので硬水でも使うことができる。

平成30年度

問 題 と 解 説

英　語

問題

30年度

I　次の対話文の空所に入れるのに最も適当なものを，それぞれア～エから一つ選べ。

〔A〕

A： This is the best field trip this year. I love the aquarium.

B： I think we've seen almost everything. How about going to a show?

A： I wonder if we _____1_____ .

B： I think we do. It doesn't leave for another hour.

A： Yeah, that should be OK. How about we go watch the dolphin show?

B： Sorry. I came here a few weeks ago with my family and saw that.

A： _____2_____

B： Great! I heard it's really good. It starts in five minutes.

A： That would still leave us some time to go to the gift shop after the show.

B： I saw a book on sharks that looks interesting. Maybe I'll get one for my little sister.

A： Isn't she a little young for that? That might be too frightening for her.

B： You're probably right. _____3_____

A： Good idea! You could watch it together with your whole family.

1．ア．have enough time before we have to get on the bus
　　イ．have to watch the dolphin show with our class
　　ウ．need some special tickets for the show
　　エ．need to get to the meeting point soon

2．ア．How about just getting something in the gift shop instead?
　　イ．So how was the show when you saw it with your parents?
　　ウ．The dolphin show sounds great if you wouldn't mind seeing it again.
　　エ．We could go to something else like the sea lion show.

3．ア．I think if I buy two, I can get the second one for half price.
　　イ．I think one of those DVDs on cute fish would be good.
　　ウ．Maybe if we read it together, she might find it less frightening.
　　エ．Maybe I'll get her some of those magazines about fish.

〔B〕

A： Toshi, it looks like the post office tried to deliver a package to me when I was out. What do I need to do to have it delivered tomorrow?

B： Oh Sarah, it's so easy. I do it at the office all the time. Just follow the instructions written on the card.

A： But it's all in Japanese! ＿＿＿＿4＿＿＿＿

B： Not at all. Show it to me, and we can do it together.

A： Great! I've got the phone. So, what do I do first?

B： Dial this number and then enter the delivery number.

A： OK, I've done that, but nothing's happening. What do I do next?

B： So next, you have to ＿＿＿＿5＿＿＿＿ .

A： Got it! I'm there now.

B： Good. Now you need to enter tomorrow's date, 1-1-1-2, and then decide the time from these choices.

A： Well, ＿＿＿＿6＿＿＿＿ , so I'll have it delivered then.

B： That's best if you won't be available after noon.

4． ア． Could you tell me how to do it?

   イ． Do you know what's inside the package?

   ウ． Have you ever done this before?

   エ． Would you mind helping me out?

5． ア． get the delivery number from the card

   イ． go get your package from the mailbox

   ウ． press this key here to proceed to the next step

   エ． reenter your delivery number before making the call

6． ア． I don't usually wake up till after midday

   イ． I think the latest delivery time at night is most convenient

   ウ． I won't be back home until the early evening

   エ． I'll definitely be at home in the morning

Ⅱ　次の英文の空所に入れるのに最も適当な語を，ア～クから選べ。ただし，同じものを繰り返し用いてはならない。なお，文頭に来るものも小文字にしてある。

　　　The Earth is changing fast—with a little help from people, of course. Our use of coal and oil for energy has led to global warming. This warming has led to an increase in （　7　） and sea levels, and much less polar ice. But warming is not the only effect on the planet. Climate change （　8　） more extreme weather of all kinds: heat, cold, rain, and drought.

　　　The effects of human activity can also be （　9　） in the planet's plant and animal life. （　10　） for tree products and farmland leads to deforestation, and global travel provides easy transportation for invasive species—plants and animals that are brought in from other places.

　　　Fortunately, even though we humans are the cause, we can also be （　11　） of the solution. We can use much less coal and oil if we practice （　12　）, for example, and better land management would save forests from being destroyed. Invasive plants and animals can even be controlled, but only with a good understanding of the environment.

　　　　ア．conservation　　イ．damaged　　ウ．demand

　　　　エ．means　　　　　オ．part　　　　カ．prohibits

　　　　キ．seen　　　　　　ク．temperatures

Ⅲ　次の各英文の空所に入れるのに最も適当な語句を，ア～エから一つ選べ。

13. When Sam came back, he（　　　）all of his belongings on the floor.

　　ア．laid　　　　　イ．lain　　　　　ウ．lay　　　　　エ．lied

14. （　　　）what you are saying is true, I am still not convinced that they are responsible for what happened.

　　ア．Admit　　　　イ．Admitted　　　ウ．Admittedly　　エ．Admitting

15. James,（　　　）I believed was the leader of the group, did a great job on the presentation.

　　ア．who　　　　　イ．whoever　　　ウ．whom　　　　エ．whomever

16. Since Edward was（　　　）hero than a prince, the whole nation always supported him.

　　ア．more　　　　　イ．more of a　　ウ．of a more　　エ．of more

17. After moving, we were happy to see that（　　　）of the furniture was ruined.

　　ア．none　　　　　イ．nor　　　　　ウ．not　　　　　エ．nothing

18. These works from（　　　）skillful a hand are considered to be extraordinarily valuable.

　　ア．how　　　　　イ．much　　　　ウ．so　　　　　エ．very

19. All the members（　　　）agreed to close the meeting.

　　ア．being present　　　　　　　　イ．presence
　　ウ．present　　　　　　　　　　　エ．presented

20. Alice would have been quickly promoted for her performance by now
(　　　) more responsibility.

ア. had she taken 　　　　　　　イ. she had taken

ウ. she was taken 　　　　　　　エ. was she taken

Ⅳ　次の各英文の意味に最も近いものを，ア～エから一つ選べ。

21. Judy quit her job and decided to move to England for good.

　ア．After leaving her job, Judy chose to live in England until she felt well again.

　イ．After leaving her job, Judy elected to move to England for the rest of her life.

　ウ．After quitting her job, Judy determined that moving to England would help her.

　エ．After quitting her job, Judy made the decision to live in England for a while.

22. We can make do with these candles when we go camping.

　ア．We can manage using these candles while camping.

　イ．We can produce these candles while camping.

　ウ．While we are camping, we can avoid using these candles.

　エ．While we are camping, we can buy these candles.

23. Jack wore himself out studying for exams the past couple of weeks.

　ア．Preparing for exams, Jack did not spend much time at home the past two weeks.

　イ．Preparing for tests the past two weeks, Jack became very tired.

　ウ．Studying for exams the past couple of weeks, Jack got a headache.

　エ．Studying for tests the past couple of weeks, Jack lost a lot of weight.

24. My grandfather learned all of his favorite karaoke songs by heart.

ア．My grandfather knew how to passionately sing all of his favorite karaoke songs.

イ．My grandfather memorized every one of the karaoke songs he is fond of.

ウ．My grandfather practiced every one of his favorite karaoke songs diligently.

エ．My grandfather understood the meanings of all the karaoke songs he is fond of.

V　次の（a）に示される意味を持ち，かつ（b）の英文の空所に入れるのに最も適した
語を，それぞれア～エから一つ選べ。

25.（a）mostly or in a fundamental manner

　　（b）He is（　　）a nice person, but he can be difficult to talk to about politics.

　　　　ア．basically　　イ．presumably　ウ．probably　　エ．supposedly

26.（a）an unhappy look or expression

　　（b）The teacher noticed the（　　）on the boy's face as she checked his homework.

　　　　ア．dignity　　　イ．frown　　　ウ．gesture　　エ．yawn

27.（a）responsibility for something that is incorrect or fails

　　（b）John always gets the（　　）for every mistake that happens at work.

　　　　ア．blame　　　イ．obligation　　ウ．obstacle　　エ．regret

28.（a）consisting of a large amount or many

　　（b）The police received（　　）complaints about the loud music from the party.

　　　　ア．enormous　　イ．numerous　　ウ．repetitive　　エ．vast

29.（a）to start or create something that is meant to continue for a long time

　　（b）Teachers should（　　）a set of classroom rules on the very first day of class.

　　　　ア．describe　　イ．establish　　ウ．follow　　　エ．observe

Ⅵ　次の［A]～[D] の日本文に合うように，空所にそれぞれア～カの適当な語句を
　　入れ，英文を完成させよ。解答は番号で指定された空所に入れるもののみをマーク
　　せよ。なお，文頭に来る語も小文字にしてある。

［A]　スミスさんは家に戻ったが，結局そこは完全にめちゃくちゃな状態になって
　　　いることが分かった。

　　　Ms. Smith arrived （　30　）（　　　　）（　　　　）（　31　）（　　　　）（　　　　）
　　was a complete mess.

　　　　　ア．find　　　　　　　イ．her house　　　　ウ．home
　　　　　エ．only　　　　　　　オ．that　　　　　　　カ．to

［B]　たとえ賛成してくれる人がほとんどいないとしても，あなたはやりたいこと
　　　をしようとし続けるべきだ。

　　　Even if few people agree, you should （　　　　）（　32　）（　　　　）（　　　　）
　　（　　　　）（　33　）to do.

　　　　　ア．do　　　　　　　　イ．keep　　　　　　　ウ．trying to
　　　　　エ．want　　　　　　　オ．what　　　　　　　カ．you

［C]　年を取るにつれて情熱が萎え，習癖が強くなることは誰にでもあてはまるよ
　　　うだ。

　　　（　34　）（　　　　）（　　　　）（　　　　）（　35　）（　　　　）passions　weaken,
　　but habits strengthen, with age.

　　　　　ア．everybody　　　　イ．it　　　　　　　　ウ．of
　　　　　エ．seems　　　　　　オ．that　　　　　　　カ．true

［D]　人々を最も簡単に結び付けるのは共通した趣味だ。

　　　（　36　）（　　　　）（　　　　）（　37　）（　　　　）（　　　　）that they share.

　　　　　ア．a hobby　　　　　イ．brings　　　　　　ウ．easily as
　　　　　エ．nothing　　　　　オ．people together　カ．so

Ⅶ 次の英文を読み，あとの問いに答えよ。

　　Childhood is a time of fun and games, and many adults fondly remember their own childhood, playing games like hide-and-seek, tag*, and chess. Playing is one way children learn how to interact and get along with others, and it can also be a healthy way to exercise the mind as well as the body. However, play today is not the same. Children today spend most of their play time inside, glued to the computer screen playing video games.

　　A recent survey of children in the United States found that 8- to 12-year-olds spend at least 13 hours a week playing video games or "gaming" as it is known. Boys in this age group spend even more time, an average of 16 hours a week. Although some will argue that gaming is beneficial because it often involves problem solving, the negative effects are overwhelming.

　　One major problem is that kids who spend most of their time gaming might have social and relationship problems. Because these kids spend most of their time in isolation interacting with a TV or computer and not with actual people, friendships suffer. They might have trouble sharing, and resolving problems because they do not practice these skills when sitting alone at a computer.

　　Another potential negative effect that video gaming has is on health. Playing a video game is not a very physical activity and players usually sit in a chair for hours. In addition, players might not take the time to eat a well-balanced meal and will instead snack on whatever is available, whether it is healthy or not. As a result, gamers might be out of shape.

　　There is also a chance that gamers are more likely to have academic problems because they are spending more time playing their

games than working on their homework. This often results in lower
(42)
grades at school with the unwanted side effect of upsetting parents.

Finally, there is always the possibility that the gamer becomes addicted. It is becoming more common to hear about people who play four or five hours a day or even all day. This happened to a 28-year-old
(43)
Korean man who spent about 50 hours playing an online video game without sleeping or eating properly. Consequently, his gaming addiction led to his death.

Obviously that is an extreme example of the dangers of video gaming; however, it serves as a reminder that video gaming, like everything else, should be done in moderation. A few hours a week should not hurt, but several hours a day just might be dangerous to your health.

　*tag 「鬼ごっこ」

問1　本文の第１段落の内容に合うものとして最も適当なものを，ア～エから一
　　つ選べ。(38)

　　ア．Children now spend a greater amount of time outdoors, and
　　　　their style of play is entirely different from the previous one.

　　イ．Compared to prior generations, the style of play has changed
　　　　significantly except for the time spent on computer games.

　　ウ．Quite a few adults have good memories of their children playing
　　　　games such as hide-and-seek, tag, and chess.

　　エ．The benefits of playing games include mental and physical
　　　　exercise and interaction with others.

問2　本文の第2段落の内容に合うものとして最も適当なものを，ア～エから一つ選べ。(39)

ア．A survey was conducted between 8 and 12 years ago on American children's gaming habits.

イ．In gaming there are just slightly more negative effects than benefits.

ウ．Some research has shown that children in the U.S. spend no more than 13 hours a week gaming.

エ．The opportunity to solve problems could be considered a benefit of gaming by some.

問3　本文の第3段落の内容に<u>合わないもの</u>を，ア～エから一つ選べ。(40)

ア．Interpersonal relationships between children could be made worse by the many hours they spend playing video games.

イ．Long hours of sitting alone at a computer may deprive children of the opportunities to develop social skills.

ウ．One problem with children gaming is its solitary nature.

エ．Playing games on a computer or TV has contributed to the decrease in children's social and relationship problems.

問4　本文の第4段落の内容に<u>合わないもの</u>を，ア～エから一つ選べ。(41)

　　ア．An additional bad aspect of gaming is its influence on the physical condition of players.

　　イ．Game players are rarely physically active while playing games because they are sitting down for a long time.

　　ウ．Lack of a balanced diet due to gaming may impact players in a bad way.

　　エ．Many gamers are out of shape because they snack on anything around them despite regularly eating well-balanced meals.

問5　下線部(42)の内容として最も適当なものを，ア～エから一つ選べ。

　　ア．Because of their excessive gaming, children often disappoint their parents regardless of their school results.

　　イ．Due to their poor performance at school and their parents being upset, children often resort to gaming.

　　ウ．If children neglect assignments due to gaming, they often get bad grades that may concern their parents.

　　エ．The amount of time children spend gaming causes their parents to be upset, often resulting in lower academic performance.

問6　下線部(43)が指す内容として最も適当なものを，ア～エから一つ選べ。

　　ア．becoming obsessed with playing video games

　　イ．hearing about people gaming for several hours each day

　　ウ．the fact that gamers cannot sleep or eat properly

　　エ．the possibility of gaming disorders becoming more common

問7　本文の内容と合うものを，ア～キから二つ選び，(44)と(45)に一つずつ
マークせよ。ただし，マークする記号（ア, イ, ウ, ...）の順序は問わない。

ア．According to one survey in the U.S., preteen girls spend more
time playing video games than boys of the same age group.

イ．While children play video games alone, they are still able to
practice the necessary social skills to communicate with friends.

ウ．Gamers might devote their time to the hobby of gaming rather
than eating healthy food.

エ．There is a possibility that academic problems have some
connections to the amount of time gaming.

オ．A man in his twenties ended up losing his life after gaming for
a few hours despite getting enough rest.

カ．Incidents like the Korean man who died after playing video
games for a long time are normal.

キ．Gaming for three to four hours over a seven-day period is
hazardous to one's well-being.

（以 下 余 白）

化 学

問題   30年度

11月 18日試験

Ⅰ　下記に示した8種類の分子に関する文章(1)〜(4)中の空欄 [1] 〜 [10] に
あてはまる最も適切なものを，それぞれの**解答群**から選び，解答欄にマークせよ。ただ
し，同じものを何度選んでもよい。

　　　　分子：水素，窒素，塩素，メタン，塩化水素，水，アンモニア，二酸化炭素

(1)　8種類の分子のうち，2組の非共有電子対（孤立電子対）をもつ分子は [1]
個，極性分子は [2] 個，二重結合をもつ分子は [3] 個ある。また，分子
中の電子の総数が最も多い分子は [4] である。

(2)　8種類の分子のうち，水の電気分解で得られるのは [5] であり，石灰石を強
熱することで製造されるのは [6] である。また，塩化ナトリウムに濃硫酸を加
えて加熱することで得られるのは [7] であり，この反応と同じ原理の反応は
[8] である。

(3)　メタンと塩素を混合し，光を照射すると [9] 反応が進み，塩素化合物が生じ
る。

(4)　メタン，水，アンモニアを比べると，沸点は高い方から [10] の順になる。

$\boxed{1}$ 〜 $\boxed{3}$ に対する解答群

① 1 　　　② 2 　　　③ 3 　　　④ 4 　　　⑤ 5

⑥ 6 　　　⑦ 7 　　　⑧ 8

$\boxed{4}$ 〜 $\boxed{7}$ に対する解答群

① 水　素　　② 窒　素　　③ 塩　素　　④ メタン

⑤ 塩化水素　　⑥ 水　　⑦ アンモニア　　⑧ 二酸化炭素

$\boxed{8}$ に対する解答群

① $Pb + PbO_2 + 2H_2SO_4 \longrightarrow 2PbSO_4 + 2H_2O$

② $CaF_2 + H_2SO_4 \longrightarrow 2HF + CaSO_4$

③ $2NH_3 + H_2SO_4 \longrightarrow (NH_4)_2SO_4$

④ $2KI + H_2O_2 + H_2SO_4 \longrightarrow I_2 + 2H_2O + K_2SO_4$

⑤ $2KMnO_4 + 5H_2O_2 + 3H_2SO_4 \longrightarrow 2MnSO_4 + 5O_2 + 8H_2O + K_2SO_4$

$\boxed{9}$ に対する解答群

① 縮　合　　② 脱　離　　③ 付　加　　④ 重　合　　⑤ 置　換

$\boxed{10}$ に対する解答群

① メタン ＞ 水 ＞ アンモニア　　② メタン ＞ アンモニア ＞ 水

③ 水 ＞ メタン ＞ アンモニア　　④ 水 ＞ アンモニア ＞ メタン

⑤ アンモニア ＞ メタン ＞ 水　　⑥ アンモニア ＞ 水 ＞ メタン

Ⅱ　雨水に関する次の文章を読み，設問(1)〜(6)中の空欄　| 11 |　〜　| 25 |　にあて
はまる最も適切なものを，それぞれの**解答群**から選び，解答欄にマークせよ。ただし，
同じものを何度選んでもよい。また，原子量は $H=1.0$，$C=12$，$O=16$，$Na=23$，
$S=32$ とし，必要であれば，$\log_{10}2=0.30$，$\log_{10}3=0.48$，$\log_{10}5=0.70$ を用いよ。なお，
気体はすべて理想気体とみなし，気体分子 1 mol の体積は標準状態で 22.4 L とする。

　　自然の雨水には　空気中の二酸化炭素が溶けているため，雨水の pH は純水の pH
　　　　　　　　　　(ア)
より低くなる。たとえば，空気中の二酸化炭素が十分に溶けた雨水の pH は約 5.6 であ
る。しかし，空気中に化石燃料の燃焼や火山活動によって放出された　硫黄酸化物や
　　　　　　　　　　　　　　　　　　　　　　　　　　　　　　　　　　　(イ)
　窒素酸化物が含まれていると，これらの一部が空気中で化学反応を起こし，　硫酸
(ウ)　　　　　　　　　　　　　　　　　　　　　　　　　　　　　　　　　(エ)
や　硝酸になり，これらが溶けた雨水の pH はさらに低くなる。このような雨を一般
　　(オ)
に酸性雨という。酸性雨は，河川，湖沼，土壌を酸性化して生態系に悪影響を与えるほ
か，　鉄筋コンクリート，大理石の床，彫刻，　銅の屋根を腐食して建造物や文化財
　　　(カ)　　　　　　　　　　　　　　　　(キ)
にも被害を与えている。

(1)　下線部（ア）において，空気中に含まれる二酸化炭素が体積として 0.040% を占め
　　るとき，20℃，1.0×10^5 Pa の空気と接している雨水 1.0 L 中に溶けている二酸化炭
　　素の質量は　| 11 |　$\times10^{\boxed{12}}$ g で，溶けている二酸化炭素を標準状態の体積に換
　　算すると　| 13 |　$\times10^{\boxed{14}}$ L である。ただし，二酸化炭素は，1.0×10^5 Pa のと
　　き 20℃の水 1.0 L に 3.9×10^{-2} mol 溶けるものとする。

(2)　硫黄 1.6 kg が燃焼して生成した下線部（イ）の物質が全て硫酸に変化した場合，
　　| 15 |　kg の 96% 濃硫酸をつくることができる。

(3)　下線部（ウ）の物質のうち，一酸化窒素を捕集する場合は　| 16 |　置換を用い，
　　二酸化窒素を捕集する場合は　| 17 |　置換を用いる。

(4) 下線部（エ）の物質のみが溶けている雨水を 10 L 正確に採取し，大部分の水分を蒸発させた後，蒸留水を加えて液量を正確に 30 mL とした。この溶液 10 mL を [18] の実験器具で正確にはかりとり，コニカルビーカーに入れ，さらにフェノールフタレイン溶液を 2 滴加えた。2.0×10^{-2} mol/L 水酸化ナトリウム水溶液を [19] の実験器具に入れ，先のコニカルビーカーに滴下すると，中和点までの滴下量は 5.0 mL であった。コニカルビーカー中の硫酸のモル濃度は [20] $\times 10^{[21]}$ mol/L，採取した雨水の pH はおよそ [22] である。ただし，水酸化ナトリウムおよび硫酸は水溶液中で，それぞれ完全に電離しているものとする。

(5) 下線部（オ）の物質を工業的に合成する方法として [23] がある。

(6) 下線部（カ）の鉄筋に含まれる鉄を希硫酸が溶かすときに生成する気体は [24] であり，下線部（キ）に含まれる銅を希硝酸が溶かすときに生成する気体は [25] である。

[11] および [13] に対する解答群

① 1.2　　② 1.6　　③ 2.3　　④ 3.5　　⑤ 4.4
⑥ 5.1　　⑦ 6.9　　⑧ 7.8　　⑨ 8.7

[12] ， [14] および [21] に対する解答群

① －1　　② －2　　③ －3　　④ －4　　⑤ －5
⑥ －6　　⑦ －7　　⑧ －8　　⑨ －9

[15] に対する解答群

① 3.2　　② 3.6　　③ 3.9　　④ 4.1　　⑤ 4.3
⑥ 4.7　　⑦ 4.9　　⑧ 5.1　　⑨ 5.7　　⓪ 5.9

16 および 17 に対する解答群

① 上　方　　② 下　方　　③ 水　上

18 および 19 に対する解答群

20 に対する解答群

① 1.0　　② 2.0　　③ 3.0　　④ 4.0　　⑤ 5.0

⑥ 6.0　　⑦ 7.0　　⑧ 8.0　　⑨ 9.0

22 に対する解答群

① 2.0　　② 2.3　　③ 2.5　　④ 2.7　　⑤ 3.0

⑥ 3.3　　⑦ 3.5　　⑧ 3.7　　⑨ 4.0　　⓪ 4.3

ⓐ 4.5　　ⓑ 4.7　　ⓒ 5.0　　ⓓ 5.3　　ⓔ 5.5

23 に対する解答群

① クメン法　　　　　② オストワルト法　　③ テルミット法

④ ハーバー・ボッシュ法　　⑤ アンモニアソーダ法

⑥ アルコール発酵　　　　⑦ オゾン分解

24 および 25 に対する解答群

① 一酸化窒素　　② 二酸化窒素　　③ 二酸化硫黄

④ 三酸化硫黄　　⑤ 水　素

Ⅲ　下記に示した 6 種類の金属塩 A ～ F が，ラベルのはがれた試薬瓶に 1 種類ずつ入っている。金属塩 A ～ F の同定を行うために，試薬瓶から金属塩 A ～ F を個別の試験管に少量取り出し，水溶液にして実験 1 ）～実験 5 ）を行った。これらについての文章(1)～(7) 中の空欄 | 26 | ～ | 36 | にあてはまる最も適切なものを，それぞれの**解答群**から選び，解答欄にマークせよ。ただし，同じものを何度選んでもよい。

金属塩：$CuSO_4$, $Al_2(SO_4)_3$, $CaCl_2$, K_2CrO_4, $FeCl_3$, $AgNO_3$

実験 1 ）　金属塩 A ～ F のそれぞれの水溶液に金属亜鉛を加えると，金属塩 A，B および C の水溶液からのみ金属が析出した。

実験 2 ）　金属塩 A および B の水溶液を塩酸で酸性にした後，硫化水素ガスを通じると，どちらの水溶液からも黒色沈殿が生成した。

実験 3 ）　金属塩 C および E の水溶液に金属塩 A の水溶液を加えると，どちらの水溶液からも白色沈殿が生じ，過剰のアンモニア水を加えるとどちらの沈殿も溶けた。

実験 4 ）　金属塩 B および D の水溶液に金属塩 E の水溶液を加えると，どちらの水溶液からも白色沈殿が生じた。

実験 5 ）　金属塩 F の水溶液は硫酸酸性で強い酸化作用を示した。

(1)　金属塩 A の水溶液に金属塩 F の水溶液を加えると， | 26 | 色の沈殿が生じた。

(2)　金属塩 | 27 | の水溶液に水酸化ナトリウム水溶液を加えると，白色の沈殿が生じ，この沈殿は過剰の水酸化ナトリウム水溶液を加えると溶けた。

(3)　金属塩 | 28 | の水溶液にアンモニア水を加えると，赤褐色の沈殿が生じ，この沈殿は過剰のアンモニア水を加えても溶けなかった。

(4)　金属塩 | 29 | の水溶液に水酸化ナトリウム水溶液を加えると，青白色の沈殿が生じ，この沈殿を含む水溶液を加熱すると，沈殿の色は黒色に変化した。

(5) 金属塩 F の 0.2 mol に相当する質量をはかりとり，希硫酸存在下で正確に 1 L として溶液を調製した。次に，この溶液を濃度不明の過酸化水素水 10 mL に加えると，10 mL 加えたところで酸化還元反応が終了した。したがって，過酸化水素水の濃度は　30　mol/L であると判明した。

(6) 金属塩 C に含まれる金属イオン 1 mol は，　31　mol のシアン化物イオンと　32　結合して黄色の錯イオンを形成する。

(7) 金属塩 A の水溶液を白金電極を用いて，0.04 mol の電子を流して電気分解したとき，陽極側では　33　mol の　34　が生成し，陰極側では　35　mol の　36　が生成した。

　26　に対する解答群

① 黄　　　　② 濃 青　　　③ 青 白　　　④ 白　　　　⑤ 緑
⑥ 黒　　　　⑦ 赤 褐

　27　～　29　に対する解答群

① A　　　② B　　　③ C　　　④ D　　　⑤ E　　　⑥ F

　30　に対する解答群

① 0.1　　　② 0.2　　　③ 0.3　　　④ 0.4　　　⑤ 0.5
⑥ 0.6　　　⑦ 0.7

　31　に対する解答群

① 1　　　② 2　　　③ 3　　　④ 4　　　⑤ 5
⑥ 6　　　⑦ 7　　　⑧ 8

　32　に対する解答群

① 水 素　　② 金 属　　③ イオン　　④ 配 位

| 33 | および | 35 | に対する解答群

① 0.01　　② 0.02　　③ 0.03　　④ 0.04　　⑤ 0.05

⑥ 0.06　　⑦ 0.07　　⑧ 0.08

| 34 | および | 36 | に対する解答群

① Cu　　② Al　　③ Ca　　④ K　　⑤ Fe

⑥ Ag　　⑦ O_2　　⑧ H_2　　⑨ Cl_2

Ⅳ　有機化合物に関する次の文章(1)および(2)中の空欄 37 ～ 48 にあてはまる最も適切なものを，それぞれの解答群から選び，解答欄にマークせよ。ただし，同じものを何度選んでもよい。また，原子量は H＝1.0，C＝12，O＝16 とする。

(1)　アニリン，安息香酸，ニトロベンゼン，フェノールを含むジエチルエーテル溶液がある。下記の操作により，これらの化合物の分離を行い，それぞれを単離した。そのフローチャートを図Ⅳに示す。

　　上記のジエチルエーテル溶液に 2 mol/L の塩酸を加え，よく振り混ぜ静置し，水層W1とジエチルエーテル層E1を分離した。次に水層W1に 6 mol/L の水酸化ナトリウム水溶液を加え，生じた油状物質Aを駒込ピペットで少量とり，試験管に移して水を加えてよく振り， 37 を数滴加えたところ，黒色の物質が生じた。

　　ジエチルエーテル層E1に飽和炭酸水素ナトリウム水溶液を加えて，よく振り混ぜ静置し，水層W2とジエチルエーテル層E2を分離した。水層W2に 6 mol/L の塩酸を加え，生じた沈殿をろ過によって分離し物質Bを得た。

　　ジエチルエーテル層E2に 2 mol/L の水酸化ナトリウム水溶液を加えて，よく振り混ぜ静置し，水層W3とジエチルエーテル層E3を分離した。水層W3に 6 mol/L の塩酸を加え，生じた油状物質Cを駒込ピペットで少量とり，試験管に移して水を加えてよく振り， 38 を数滴加えたところ，紫色を呈した。

　　ジエチルエーテル層E3のジエチルエーテルを蒸留により除き，油状物質Dを得た。この油状物質Dを 25℃ の水に加えたところ， 39 。

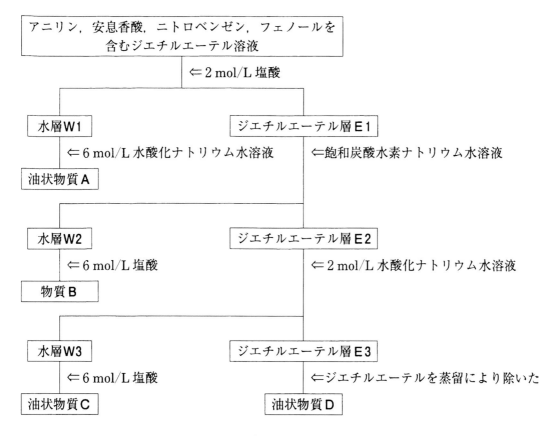

図Ⅳ　有機化合物の分離

(2) フェノールの水溶液に，フェノールに対して大過剰の臭素を含む水を加えると，構造式 | 40 | の白色沈殿を生じる。また，フェノールをナトリウム塩にして二酸化炭素と反応させてサリチル酸を得た後，無水酢酸と反応させるとアセチルサリチル酸が得られる。これは解熱鎮痛薬アスピリンとして用いられている。各段階の反応が収率 100% で進行すると仮定すると，フェノールを 0.94 g 用いて反応させたとき，アスピリンが | 41 | g 得られる。

ニトロベンゼンを濃硝酸と濃硫酸の混合物（混酸）と反応させると，おもに構造式 | 42 | の化合物が得られる。

安息香酸は，トルエンを | 43 | の水溶液中で酸化して得られる。

アニリンは，ニトロベンゼンをスズと濃塩酸で還元してアニリン塩酸塩とした後，水酸化ナトリウム水溶液を加えることで得られる。この反応は式（ i ）で表され，それぞれの化合物に対する係数は | 44 | ， | 45 | ， | 46 | ， | 47 | となる。また，アニリンを希硫酸に溶かして，25℃で | 48 | の水溶液を加えると，フェノールが得られる。

$$2C_6H_5NO_2 + \boxed{44} \ Sn + \boxed{45} \ HCl \longrightarrow$$

$$2C_6H_5NH_3Cl + \boxed{46} \ SnCl_4 + \boxed{47} \ H_2O \quad \cdots \quad (\,i\,)$$

| 37 | および | 38 | に対する解答群

① アンモニア性硝酸銀水溶液　　　　② 塩化鉄(Ⅲ)水溶液

③ ニンヒドリン水溶液　　　　　　　④ フェーリング液

⑤ 硫酸酸性の二クロム酸カリウム水溶液　⑥ ヨウ素ヨウ化カリウム水溶液

| 39 | に対する解答群

① 溶けて均一溶液となった　　　　　② 固体となり水に浮かんだ

③ 固体となり底に沈んだ　　　　　　④ 液体のまま水に浮かんだ

⑤ 液体のまま底に沈んだ

40 に対する解答群

①

②

③

④

⑤

⑥

⑦

⑧

⑨

⓪

ⓐ

ⓑ

ⓒ

ⓓ

ⓔ

ⓕ

| 41 | に対する解答群

① 0.88　　② 0.94　　③ 1.2　　④ 1.4　　⑤ 1.6

⑥ 1.8　　⑦ 2.0　　⑧ 2.2

| 42 | に対する解答群

①　　　　　　②　　　　　　③

④　　　　　　⑤　　　　　　⑥

| 43 | に対する解答群

①　塩化カリウム　　②　過マンガン酸カリウム　　③　水酸化カリウム

④　シアン酸カリウム　　⑤　ヨウ化カリウム　　⑥　硫酸カリウム

| 44 | ～ | 47 | に対する解答群

① 1　　② 2　　③ 3　　④ 4　　⑤ 5　　⑥ 6　　⑦ 7

⑧ 8　　⑨ 9　　⓪ 10　　ⓐ 11　　ⓑ 12　　ⓒ 13　　ⓓ 14

ⓔ 15　　ⓕ 16　　ⓖ 17　　ⓗ 18　　ⓘ 19　　ⓙ 20

| 48 | に対する解答群

①　亜硝酸ナトリウム　　②　塩化ナトリウム　　③　硝酸ナトリウム

④　水酸化ナトリウム　　⑤　炭酸ナトリウム　　⑥　硫酸ナトリウム

英　語

解答　30年度

B：この番号にダイヤルし、それから配達番号を入力して。

A：オッケー、やったわ。でも、何も起こらないわよ。次は何をするの？

B：そう次には、このキーを押して次の段階へ進むんだ。

A：やったわ。そこへ行けた。

B：いいね。今度は明日の日付を入力するんだ。1-1-1-2、それからこの選択肢から時間を選んで。

A：え〜っと、朝は確実に家にいるわ。だから、その時に配達してもらう。

B：午後不在なら、それがいいね。

推　薦

I

〔解答〕

〔A〕 1．ア　　2．エ　　3．イ

〔B〕 4．エ　　5．ウ　　6．エ

〔出題者が求めたポイント〕

1．ア　the bus が次の It に対応。

2．エ　the sea lion show「アシカショー」が次の It に対応。

3．イ　one of those DVDs on cute fish を受けて次に watch it となる。

4．エ　Would you mind doing? → Not at all. とつながる。

5．消去法で考える。

　ア　配達番号は入力済

　イ　まだ荷物を取りに行く段階ではない

　エ　既に電話中

6．エ　「午前中には家に絶対いる」ので午前中に配達してほしい → 午後にいないなら、それが一番いいね。

〔全訳〕

〔A〕

A：今回は今年最高の校外見学よね。水族館大好き。

B：だいたい全部見たと思うわ。ショーに行かない？

A：乗らないといけないバスまで時間あるかしら。

B：あると思うけど。バスはまだ1時間は出ないから。

A：そうね。大丈夫だわ。イルカショー見に行くのはどう？

B：ごめんなさい。数週間前に家族と一緒にここへ来て、それは見たの。

A：アシカショーのような、他の何かにも行けるわ。

B：いいわね！　それはホントにいいと聞いたことがある。5分後に始まるわ。

A：ということは、ショーの後ギフトショップに行く時間もあるわね。

B：見た目が面白いサメのことを本で見たことがあるわ。妹に買って帰るのはどうかしら。

A：妹さんはそれにはちょっと幼ないんじゃない？　彼女には怖すぎるかもね。

B：そうかもね。このかわいい魚の DVD のどれかがいいと思うわ。

A：いい考えね！　家族みんなで見れるものね。

〔B〕

A：トシ、外出中に郵便局が小包を配達しに来たみたい。明日配達してもらうのに、どうしたらいいの？

B：やあサラ、簡単だよ。会社でいつもやってることさ。紙に書いてある指示に従うだけでいいよ。

A：でも全部日本語なのよ！　助けてくれる？

B：いいよ。見せてごらん。一緒にやろう。

A：ありがとう！　電話はあるわ。で、まず何をするの？

II

〔解答〕

（7）ク　（8）エ　（9）キ　（10）ウ　（11）オ　（12）ア

〔出題者が求めたポイント〕

（7）an increase in temperatures and sea levels「気温と海面の上昇」

（8）A means B「A は B を意味する」

（9）The effects of human activity can also be seen in 〜「人的活動の影響は〜にも見られる」

（10）demand for tree products and farmland「木製品や農地の需要」

（11）we can also be part of the solution「人類は解決策の一部にもなり得る」

（12）practice conservation「（環境）保全を実践する」

〔全訳〕

　地球は急速に変化している。もちろん、人々の助けを少々借りて。我々が石炭と石油をエネルギーに使うことが、地球温暖化をもたらしている。この温暖化は気温と海面水温の上昇と極氷の減少をもたらしている。しかし、地球温暖化だけが地球に与えられる影響ではない。気候変動は、熱、寒さ、雨、干ばつなど、あらゆる種類のより極端な気象を意味する。

　人間活動の影響は、地球の動植物の生活にも見られる。木製品と農地の需要は森林破壊につながり、地球規模の旅行のために、侵入種 — 他の場所から持ち込まれた植物や動物 — が容易に移動するようになる。

　幸いにも、たとえ我々人間が原因だとしても、我々は解決策の一部にもなりうる。例えば、我々が資源保護を実践するなら、石炭と石油の使用量を大幅に減らすことができ、土地管理が改善されれば森林破壊を防ぐことができる。環境をよく理解さえすれば、侵入する動植物の制御すらできるのだ。

III

〔解答〕

13．ア　14．エ　15．ア　16．イ

17．ア　18．ウ　19．ウ　20．ア

〔出題者が求めたポイント〕
13. lay〔put / place〕A on B「A を B の上に置く」
　　の過去形（lay – laid – laid）
14. V = admit、O = what 節、の関係で分詞構文。
15. James, who ... was the leader of the group, とつ
　　ながっている（関係詞主格。連鎖関係詞節）
16. more of A than B「B と言うよりも A」
　　（A・B ともに名詞要素）
17. none of the furniture was ruined
　　「家具のどれ一つとしてダメになっていなかった」
　　=「家具はすべて大丈夫だった」
18. so skillful a hand
　　= a very skillful hand「匠の技、名工」
19. those (who were) present「出席者」と同じ用法
20. 仮定法過去完了の if 省略による倒置
　　（= if she had taken ...）

Ⅳ
〔解答〕
21. イ　　22. ア　　23. イ　　24. イ
〔出題者が求めたポイント〕
21. for good「永久に」（= forever / eternally）
　　≒ for the rest of *one's* life「生涯ずっと」
22. make do with ～「～で間に合わせる」
　　≒ manage using ～「～をかろうじて使う」
23. wear *oneself* out「自分自身を疲れさせる」
　　≒ become very tired「非常に疲れる」
24. learn ～ by heart「～を暗記する」（≒ memorize）

Ⅴ
〔解答〕
25. ア　　26. イ　　27. ア　　28. イ　　29. イ
〔出題者が求めたポイント〕
25. fundamentally ≒ basically「基本的には」
26. unhappy → frown「しかめっ面」
27. be responsible for ～
　　≒ be blame for ～「～に責任がある」
28. a large amount of = numerous「大量の」
29. establish rules「規則を定める」
　　（establish ≒ create「を作る」）

Ⅵ
〔解答〕
[A] (30) ウ　(31) ア　　[B] (32) ウ　(33) エ
[C] (34) イ　(35) ア　　[D] (36) エ　(37) カ
〔出題者が求めたポイント〕
[A] (Ms. Smith arrived) home only to find that her
　house (was a complete mess.)
[B] (... you should) keep trying to do what you want
　(to do.)
[C] It seems true of everybody that (passions
　weaken, but ...)

[D] Nothing brings people together so easily as a
　hobby (that they share.)

Ⅶ
〔解答〕
問 1 (38) エ　問 2 (39) エ　問 3 (40) エ　問 4 (41) エ
問 5 (42) ウ　問 6 (43) ア　問 7 (44) (45) ウ・エ
〔出題者が求めたポイント〕
問 1. 第 1 段落第 2 文に一致。
問 2. ア　ago、イ　just slightly「ごくわずか」、
　　ウ　no more than「たった」が不適。
問 3. エ　decrease ではなく increase
問 4. エ　despite「にもかかわらず」が不適。
問 5. [A = 宿題をせずにゲームをやりすぎる]
　　[B = 学校の成績が下がる]
　　[C = 親が怒る（動揺・失望する）]
　　(42)は A → B + C（または A → B → C）
　　ア　A → C（B は無関係）
　　イ　B + C → A
　　ウ　A → B → C
　　エ　A → C → B
問 6. become addicted「中毒になる」（同段落第 1 文）
　　≒ ア　become obsessed with ～
問 7. ア　girls と boys が逆
　　イ　they are still able to が不適
　　ウ　第 4 段落第 3 文に一致
　　エ　第 5 段落に一致
　　オ　for a few hours が不適
　　カ　are normal が不適
　　キ　週に 3 〜 4 時間なら hazardous「危険な」（=
　　dangerous）ではない。
〔全訳〕
　幼少期は楽しいことばかりの時代であり、大人の多く
は自分の幼少期を思い出して愛おしく感じる。かくれん
ぼとか鬼ごっことかチェスとかして遊んだなぁ、と。遊
びは、子供が他者と関わってうまくやっていくやり方を
身につける 1 つの方法であり、心身を動かす健康的な方
法の 1 つでもある。しかし、今日の遊びは以前と同じで
はなく、今日の子供の多くは遊び時間の大半を室内で過
ごし、ゲームをしながらコンピューターの画面に釘付け
になっている。
　アメリカの子供に関する最近の調査によれば、8 〜 12
歳の子供は週に少なくとも 13 時間をゲームに費やして
いる。この年齢層では男子の方が費やす時間ははるかに
長く、週平均 16 時間である。ゲームをすることは有益
だ（問題解決に関わることも多いので）と言う人もいる
が、ゲームの悪影響は圧倒的である。
　大問題の 1 つは、ほとんどの時間、ゲームをしている
子供は、社会生活や人間関係で問題を抱えている可能性
があることだ。こうした子供はほとんどの時間一人で過
ごしており、テレビやコンピューターとは関わるが、実
際の人間とは関わっていないので、友情が損なわれてい

る。こうした子供は問題を共有して解決するのが難しい場合がある。なぜならば、一人でコンピューターを相手にしていて、こういったスキルは練習していないからだ。

　ゲームをすることのもう1つの潜在的悪影響は健康面である。ゲームをすることは大した身体的活動ではなく、プレイヤーは普通、何時間も椅子に座っている。さらに、プレイヤーはバランスのとれた食事をする時間がとれない場合があり、その代わりに軽食として手近にあるものを何でも食べる（健康的な食べ物であろうと、なかろうと）。その結果、プレイヤーは体調を壊す場合がある。

　さらに、ゲームをする人は学業上の問題を抱える可能性が高くなる。なぜならば、ゲームをする時間が、宿題をする時間よりも長くなるからだ。(42)この結果、学校の成績が下がることが多く、親が怒るという望まない副作用もついてくる。

　最後に、ゲームには常に中毒性がある。1日4～5時間、さらには終日ゲームをしている人のことを耳にする機会が増えてきた。(43)これが起こったのは28歳の韓国人男性で、彼は週に約50時間オンラインゲームをして、睡眠も食事も不十分だった。その結果、ゲーム中毒で彼は死亡した。

　これはもちろんゲームをすることの危険性の極端な例だが、ゲームは他の全てのことと同様、ほどほどにやるべきだという警告として役立つ。週に2、3時間くらいなら害はないだろうが、1日数時間となると、健康に悪影響を与える可能性がある。

化　学

解答　30年度

Ⅰ

〔解答〕

(1)　1 ②　　2 ③　　3 ①　　4 ③

(2)　5 ①　　6 ⑧　　7 ⑤　　8 ②

(3)　9 ⑤　　10 ④

〔出題者が求めたポイント〕

物質の基本的性質

〔解答のプロセス〕

(1)　2組の非共有電子対をもつのは窒素と水である。

$$:N::N:\qquad H\overset{..}{\underset{..}{O}}H$$

極性分子は，塩化水素，水，アンモニアの3種。

二重結合をもっているのは二酸化炭素のみ。

電子の総数は，電子式に表れない内側の電子殻もちゃんと数えること。原子番号(＝陽子数)を考えるとよい。よって，塩素。

(2)　水の電気分解で得られるのは，水素と酸素。ここでは選択肢の中にある水素を選択。

石灰石の加熱で得られるのは，二酸化炭素。

塩化ナトリウムと濃硫酸との反応で発生するのは，塩化水素である。

$$NaCl + H_2SO_4 \longrightarrow NaHSO_4 + HCl$$

この反応は，弱酸の遊離ではないことに注意。揮発性の酸が取り除かれることで進行する反応である。似た反応はフッ化水素が発生する②。

(3)　メタンと塩素を混合して光をあてると，置換反応が進む。

(4)　水とアンモニアは，同じ周期の元素の水素化物であるメタンに比べて，水素結合により分子間の相互作用が強いので沸点が高い。

水は常温で液体，アンモニアは同条件で気体なので，水＞アンモニア＞メタンの順となる。

Ⅱ

〔解答〕

(1)　11 ⑦　　12 ④　　13 ④　　14 ④

(2)　15 ⑧

(3)　16 ③　　17 ②

(4)　18 ③　　19 ⑤　　20 ⑤　　21 ③　　22 ⓐ

(5)　23 ②

(6)　24 ⑤　　25 ①

〔出題者が求めたポイント〕

中和，無機化学

〔解答のプロセス〕

(1)　分圧が $\dfrac{0.040}{100} \times 1.0 \times 10^5 Pa$ になるので，溶けるのは

$$\frac{0.040}{100} \times 3.9 \times 10^{-2} = 1.56 \times 10^{-5} \text{〔mol〕}$$

これを質量や体積に換算する。

(2)　硫黄 1.6kg は 50mol なので，硫酸は 50mol 作られる。

よって，

$$50\text{〔mol〕} \times 98\text{〔g/mol〕} \times \frac{100}{96} = 5.10\cdots \times 10^3 \text{〔g〕}$$

(3)　一酸化窒素は水にとけにくいので，水上置換で捕集する。

二酸化窒素は水にとけやすく，空気より重いので下方置換を用いる。空気との重さの比較は空気の平均分子量 28.8 と比較するとよい。

(4)　体積を正確にはかりとるのはホールピペットの③。

滴下に用いるのはビュレットの⑤。

硫酸のモル濃度は

$$2.0 \times 10^{-2} \times \frac{5.0}{1000} \times 1 = C \times \frac{10}{1000} \times 2$$

$$C = 5.0 \times 10^{-3} \text{mol/L}$$

雨水の pH は

$$[H^+] = 2 \times 5.0 \times 10^{-3} \cdot \frac{30 \times 10^{-3}}{10} = 3.0 \times 10^{-5}$$

であるから，

$$pH = -\log 3 + 5 = 4.52$$

(6)　鉄は酸に溶けて水素を発生する。

銅は酸化力の強い酸にとける。希硝酸の場合，発生するのは一酸化窒素である。

Ⅲ

〔解答〕

(1)　26 ⑦

(2)　27 ④　　(3)　28 ③　　(4)　29 ②

(5)　30 ③

(6)　31 ⑥　　32 ④

(7)　33 ①　　34 ⑦　　35 ④　　36 ⑥

〔出題者が求めたポイント〕

陽イオンの沈殿，電気化学

(5)　反応するのは CrO_4^{2-} ではなく，酸性条件下で存在する $Cr_2O_7^{2-}$ であることに注意。濃度も少し変わる。

〔解答のプロセス〕

実験1)から，A, B, C は Zn よりもイオン化傾向の小さい Cu, Fe, Ag が含まれると予想される。このうち，A, B は酸性条件下で硫化物の沈殿が作られるので，C が $FeCl_3$ となる。

また，実験3)から，A と $FeCl_3$ を混ぜると沈殿が生じることから，A は $AgNO_3$ とわかり，B が $CuSO_4$ となる。

実験4)では，B と E で沈殿が生じているが，選択肢の中に Cu^{2+} と沈殿をつくるものはない。よって，SO_4^{2-} と沈殿を作る $CaCl_2$ が E で，D には同じく SO_4^{2-} を含

む $Al_2(SO_4)_3$ が入る。

以上から，F は余りの K_2CrO_4 となる。

(1) A と F を加えて作られるのは $AgCrO_4$ で赤褐色である。

(2) 白色の水酸化物の沈殿を作るのは，選択肢の中では Al^{3+} のみ。

(3) アンモニア水で赤褐色の沈殿をつくるのは Fe^{3+}

(4) 水酸化ナトリウムで青白色の沈殿をつくるのは Cu^{2+}

(5) F に含まれる CrO_4^{2-} は酸性条件下で $Cr_2O_7^{2-}$ となる。

$$2CrO_4^{2-} + 2H^+ \longrightarrow Cr_2O_7^{2-} + H_2O$$

CrO_4^{2-} 0.2mol からは，$Cr_2O_7^{2-}$ 0.1mol が得られるので，溶液の濃度は 0.1mol/L，反応式は

$$Cr_2O_7^{2-} + 14H^+ + 6e^- \longrightarrow 2Cr^{3+} + 7H_2O$$
$$H_2O_2 \longrightarrow O_2 + 2H^+ + 2e^-$$
$$\therefore \quad 0.1 \times \frac{10}{1000} \times 6 = C \times \frac{10}{1000} \times 2$$
$$C = 0.3 \text{〔mol/L〕}$$

(6) Fe^{3+}，Fe^{2+} ともに配位子は6個である。よって，金属イオン 1mol と結合する CN^- は 6mol。

その結合は CN^- の電子が Fe イオンの空軌道に提供される配位結合である。

(7) 陽極・陰極での反応は

（陽極）　$2H_2O \longrightarrow O_2 + 4H^+ + 4e^-$

（陰極）　$Ag^+ + e^- \longrightarrow Ag$

であるから，0.04mol の電子の反応で，0.01mol の O_2 と，0.04mol の Ag が生成する。

Ⅳ
〔解答〕

(1) 37 ⑤　38 ②　39 ⑤

(2) 40 ⓒ　41 ⑥　42 ②　43 ②

　　44 ③　45 ⓓ　46 ③　47 ④

(3) 48 ①

〔出題者が求めたポイント〕

有機化学（芳香族）

(2) 配向性の出題は教科書外の内容であるが，出題されていることが多いのでおさえておきたい。

〔解答のプロセス〕

(1) 最初に分離されるのはアニリンで，酸化されて黒変する。次に分離されるのは安息香酸，その次がフェノールである。フェノールの検出には塩化鉄(Ⅲ)を用いる。

ニトロベンゼンは黄色・油状の物質で，常温の水に溶けない。比重が大きいので，油滴となって沈む。

(2) フェノールのもつヒドロキシ基は，オルト・パラ配向性なので，2, 4, 6-トリブロモフェノールが生じる。フェノールは分子量 94 なので，0.94g は 0.01mol。

よって各段階の収率が 100% であれば，収量は 0.01mol=1.80g となる。

混酸との反応ではニトロ化が起こるが，ニトロ基はメ

タ配向性なので，m-ジニトロベンゼンが得られる。

トルエンのメチル基は酸化反応によりカルボキシ基へと変化する。

アニリンと Sn の半反応式はそれぞれ

$+6H^+ + 6e^- \longrightarrow$ アニリン $+ 2H_2O$

$Sn \longrightarrow Sn^{4+} + 4e^-$

よって，

2 ニトロベンゼン $+12H^+ + 3Sn \longrightarrow 2$ アニリン $+4H_2O + 3Sn^{4+}$

両辺に $2H^+$ を加え，右辺のアニリンを塩にすると，

2 アニリン $+2H^+ \longrightarrow 2$ アニリニウム(NH_3^+)

これに，$14Cl^-$ を加えると，酸化還元反応の化学式になる。

$2 C_6H_5NO_2$ （ニトロベンゼン）$+ 3Sn + 14HCl$
　　　　　　　　　　　　(44)　　(45)

$\longrightarrow 2 C_6H_5NH_3Cl$ （アニリン塩酸塩）$+ 3SnCl_4 + 4H_2O$
　　　　　　　　　　　　　　　　　(46)　　(47)

アニリンを酸性条件下で亜硝酸ナトリウムと反応させると，塩化ベンゼンジアゾニウムが生成するが，氷冷しないとフェノールに分解する。

アニリン $+ NaNO_2 + 2H^+ \longrightarrow$ 塩化ベンゼンジアゾニウム $+ Na^+ + 2H_2O$

ベンゼンジアゾニウム $+ H_2O \longrightarrow$ フェノール $+ N_2 + H^+$

平成29年度

問　題　と　解　説

英 語

問 題

29年度

I　次の対話文の空所に入れるのに最も適当なものを，それぞれア～エから一つ選べ。

〔A〕

A：Hi, Mom. I'm home from school.

B：You're home early for a Wednesday. How'd you do on the history test today?

A：＿＿＿＿1＿＿＿＿

B：Well, let me know on Friday then, when you get it back.

A：Will do. I still have one more test tomorrow in biology.

B：If I'm not mistaken, your brother took the same class last year, didn't he?

A：That's right. ＿＿＿＿2＿＿＿＿

B：I'm sure he does. He might even have last year's test. He keeps everything.

A：Great idea, Mom! That would really be helpful.

B：Don't you have your part-time job this evening?

A：Actually, ＿＿＿＿3＿＿＿＿ .

B：It's good that you're free. That job takes far too much of your time.

1．ア．I don't know, but our teacher said we'd get it back tomorrow.

　　イ．I think I did OK, but I'll get the results in a couple of days.

　　ウ．It was short and easy, but I won't know my grade until early next week.

　　エ．The teacher is out until Friday, maybe longer, so we didn't take it.

2．ア．He might be able to tell me about last year's exam.

　　イ．He often says he should've taken this class last year.

　　ウ．Maybe he can give me his notes, if he still has them.

　　エ．Probably, he could tell me what he studies.

3．ア．I was unable to find anyone to work for me this evening

　　イ．I'll only work a few hours in the early evening

　　ウ．I'm going to quit that job soon because I'm just too busy

　　エ．I'm off tonight so I can study for the test

〔B〕

A： Wow! It looks like you've lost a lot of weight, Josh.

B： I've been going to the gym, and I've lost ten kilograms.

A： That's great! How did you do that?

B： I kept a strict schedule where _____4_____ .

A： That's a lot. But at least you never did both on the same day.

B： But exercising hasn't been enough. I also changed other parts of my lifestyle.

A： _____5_____

B： Yes, I did. From Sunday to Friday, I was careful, but on Saturdays I let myself have anything I wanted.

A： I've been thinking about losing some weight, too. Could we start exercising together?

B： Sure, but _____6_____ .

A： That's not a problem. Weekdays are best for me, too.

4． ア． every day I lifted weights for two hours and then had a short swim

　　イ． I ate a healthy breakfast of eggs and fruit every day

　　ウ． I went to the gym six days a week and some holidays

　　エ． one day I swam and the next day I lifted weights

5． ア． Did you seriously follow some kind of special diet?

　　イ． Did you stop taking public transportation and ride your bike to work?

　　ウ． So, did you stop working so much overtime?

　　エ． So, did you try to sleep at least eight hours every night?

6． ア． I can't go to the gym any day this week

　　イ． I don't go to the gym on Saturdays or Sundays

　　ウ． I'd like you to go with me every day

　　エ． I'd prefer to go on the weekend only

Ⅱ　次の英文の空所に入れるのに最も適当な語を，ア〜クから選べ。ただし，同じものを繰り返し用いてはならない。

There are three main advantages to having mobile phones. Firstly, there is the (7) of being able to make or receive a phone call at any time and in any place. Secondly, they are essential for keeping in touch with family and friends. Parents (8) about their children can always ring them to check they are safe, and children can let their family know if they are going to be late home. Finally, mobile phones can save lives. For example, if there is an accident, (9) can be called immediately, wherever the accident takes place.

On the other hand, there are significant problems with the use of mobile phones. In the first place, using mobile phones can (10) accidents, for instance, when people are driving and using their phone at the same time. In addition, the loud use of mobile phones in public places such as restaurants and cinemas is rude and can be very (11) for other people. Lastly, there has been an increase in street (12) directly related to mobile phones. People have been attacked and their phones stolen from them.

ア．cause　　　イ．convenience　　ウ．crime　　　エ．help

オ．irritating　　カ．predict　　　キ．useful　　　ク．worried

Ⅲ　次の各英文の空所に入れるのに最も適当な語句を，ア〜エから一つ選べ。

13. My wife does not consider the loud noise from our neighborhood factories （　　） a big problem, but I do.
ア．are　　　イ．to be　　　ウ．were　　　エ．will

14. Ann's proposal that the president （　　） the policy is not necessarily impossible.
ア．change　　　イ．changed　　　ウ．is changing　　　エ．will change

15. Tom and Mary had barely left our place （　　） it began to rain hard.
ア．after　　　イ．as soon as　　　ウ．before　　　エ．since

16. In the freezer, my mother keeps （　　） ice cream that nothing else can fit inside.
ア．a lot of　　　イ．many more　　　ウ．so many　　　エ．so much

17. The distance from the earth to the moon is equivalent to about （　　）.
ア．the earth's diameter of thirty times
イ．the earth's thirty times diameter
ウ．thirty times more of the earth's diameter
エ．thirty times the earth's diameter

18. My father often says that his time with his best friends （　　） one of his fondest memories.
ア．is remaining　　イ．remain　　　ウ．remains　　　エ．to remain

19. You can borrow the books that my favorite author wrote, three of
(　　) are especially good.

ア．what 　　　　 イ．which 　　　 ウ．whom 　　　 エ．whose

20. I was busy (　　) my room when my friends came over to my
house.

ア．clean 　　　 イ．cleaning 　　　 ウ．to clean 　　 エ．with clean

Ⅳ　次の各英文の意味に最も近いものを，ア～エから一つ選べ。

21. Aya appeared at the party out of the blue.

　ア．Aya attended the party on a severely cold day.

　イ．Aya overcame her depression and came to the party.

　ウ．Even though Aya was very sad, she joined the party.

　エ．No one thought Aya would come to the party, but she did.

22. John ran into his old friend while going to work.

　ア．As John was going to work, he hurried to meet his old friend.

　イ．Going to his job, John had an accident while talking with his old friend.

　ウ．John agreed to go meet his old friend as he was going to work.

　エ．John unexpectedly met his old friend while he was going to his job.

23. The teacher passed the homework out at the end of class.

　ア．Before class was about to end, the instructor collected the homework.

　イ．Just before class finished, the teacher explained the homework.

　ウ．The instructor corrected the homework just before she let the students leave class.

　エ．The teacher distributed the homework to the class just before finishing.

24. Despite getting shoes a month ago, Bill has already grown out of them.

　ア．Although Bill got the shoes last month, he has already begun to dislike them.

　イ．Bill has decided to trash the shoes only one month after getting them.

　ウ．In just one month's time, Bill's shoes have already become too small for him.

　エ．The shoes have become unfashionable just one month after Bill bought them.

Ⅴ　次の（ a ）に示される意味を持ち，かつ（ b ）の英文の空所に入れるのに最も適した語を，それぞれア～エから一つ選べ。

25.　（ a ）people who have been forced to leave their country due to a war or for religious reasons

　　（ b ）Because of conflict and violence, many (　　　) had to flee their homeland.

　　　　ア．politicians　　　イ．priests　　　ウ．refugees　　　エ．soldiers

26.　（ a ）feeling positive that you can do well at something

　　（ b ）I am (　　　) that I will get a good grade on this test because I studied hard.

　　　　ア．confident　　　イ．effective　　　ウ．efficient　　　エ．proud

27.　（ a ）to leave or go out from a place

　　（ b ）The direct flight to Bangkok will soon (　　　) from Gate 7.

　　　　ア．depart　　　イ．escape　　　ウ．fly　　　エ．soar

28.　（ a ）a series of actions, changes or functions leading to a result

　　（ b ）Getting a driver's license can be a long, difficult, and expensive (　　　).

　　　　ア．achievement　　イ．maintenance　　ウ．process　　　エ．request

29.　（ a ）doing something purposefully or with intention

　　（ b ）She (　　　) broke the glass on the ground because she was angry.

　　　　ア．accidentally　　イ．deliberately　　ウ．eventually　　エ．forcibly

Ⅵ　次の［A］〜［D］の日本文に合うように，空所にそれぞれア〜カの適当な語句を入れ，英文を完成させよ。解答は番号で指定された空所に入れるもののみをマークせよ。なお，文頭に来る語も小文字にしてある。

［A］　なぜ彼は考えを変えたのか分かりますか。

　　　（　　　）（　　　）（　30　）（　31　）（　　　）（　　　）to change his mind?

　　　　ア．any idea　　　　　　イ．caused　　　　　ウ．do you

　　　　エ．have　　　　　　　　オ．him　　　　　　　カ．what

［B］　皆が同意するまでには，この問題は何百時間も議論され続けていることになるだろう。

　　　This issue will have（　　　）（　32　）（　　　）（　33　）（　　　）（　　　）come to an agreement.

　　　　ア．been　　　　　　　　イ．by the time　　　ウ．discussed

　　　　エ．for　　　　　　　　　オ．hundreds of hours　カ．we

［C］　どれほど一生懸命にコーチが選手をリラックスさせようとしても，彼の言葉は少しも助けにならなかった。

　　　（　　　）（　　　）（　34　）（　　　）（　35　）（　　　）relax, his words were not helpful at all.

　　　　ア．hard　　　　　　　　イ．however　　　　ウ．the coach

　　　　エ．the players　　　　　オ．to make　　　　　カ．tried

［D］　政治家が駅で演説しているのを見たのは，今週はこれが3回目です。

　　　This is（　　　）（　36　）（　　　）（　37　）（　　　）（　　　）making a speech at the station this week.

　　　　ア．a politician　　　　　イ．have　　　　　　ウ．I

　　　　エ．seen　　　　　　　　オ．that　　　　　　カ．the third time

Ⅶ　次の英文を読み，あとの問いに答えよ。

A new study suggests that very young children who watch a lot of television may have attention problems later in school. Children with attention problems cannot sit still or control their actions. They talk too much, lose things, forget easily and are not able to finish tasks.

People with attention problems may suffer a condition known as attention deficit disorder, or ADD. Experts say the cause of ADD involves chemicals in the brain. Teachers say many children in the United States are showing signs of the disorder. Some education researchers have been saying for years that watching television at a very young age could change the normal development of the brain. For example, they say that children who watch a lot of television are not able to sit and read for an extended period of time.

The new study tested the idea that television watching by very young children is linked to attention problems by the age of seven. It involved more than 1,300 children. There were two groups of children, ages one and three. Researchers at Children's Hospital and Regional Medical Center in Seattle, Washington, reported the results in the publication *Pediatrics*. They asked the parents how often the children watched television. The parents also described their children's actions at the age of seven using a method that can tell if someone suffers attention deficit disorders.

The children who watched a lot of television at an early age were most likely to have attention problems. Every hour of watching television increased the chances of having attention problems by about ten percent. For example, children who watched three hours a day were 30 percent more likely to have attention problems than those who watched no television.

The researchers say that all the children with attention problems might not have ADD. But they still could face major learning problems in school. The findings support advice by a group of children's doctors that children under the age of two should not watch television.

One of the researchers said there are other reasons why children should not watch television. Earlier studies have linked it with children becoming too fat and too aggressive. Other experts say the new study is important, but more work needs to be done to confirm the findings and better explain the cause and effect.

問1　本文の第1段落の内容に合うものとして最も適当なものを，ア～エから一つ選べ。(38)

ア．A recent study has concluded without fail that children with attention problems have watched TV excessively at a very young age.

イ．A recent study shows attention problems observed in school may be related to the amount of time the child spent watching TV at an early age.

ウ．Children who have attention problems find it easy to sit still but tend to leave required tasks unfinished.

エ．Staying still and saying very little are characteristics that children with attention problems have.

問2　本文の第2段落の内容に合うものとして最も適当なものを，ア〜エから一つ選べ。(39)

ア．A number of education researchers have pointed out that watching TV is unrelated to the development of children's brains.

イ．According to specialists, chemicals in the brain have little to do with the cause of ADD.

ウ．According to teachers, signs of ADD are observed among many children in the U.S.

エ．Researchers say that children who watch TV for a long time can concentrate on reading for many hours without often moving around.

問3　本文の第3段落の内容に合わないものを，ア〜エから一つ選べ。(40)

ア．In the study, the parents were asked to explain their own actions at the age of seven, which could show the presence of ADD in the family.

イ．The findings from the new study were reported in a publication.

ウ．The researchers asked the parents of the children in the study how frequently their children were exposed to TV.

エ．The two groups in the new study consisted of young child participants who were either one or three years old.

問 4　本文の第 4 段落の内容に合うものとして最も適当なものを，ア～エから一つ選べ。(41)

ア．Children who watched TV for 60 minutes more than others increased their chance of developing attention problems by 20 percent.

イ．The children who watched no TV had just as much chance of developing attention problems as those who watched three hours a day.

ウ．The longer the children avoided watching TV at an early age, the greater the chance they suffered from attention problems later in life.

エ．The number of hours children watched TV at an early age was a factor in predicting the development of attention problems.

問 5　本文の第 5 段落の内容に合うものとして最も適当なものを，ア～エから一つ選べ。(42)

ア．According to the researchers, children who do not have ADD but who have attention problems could have some learning problems in school.

イ．The doctors' advice that children younger than two years old should not watch television does not match the findings of the study.

ウ．The research supports the doctors' suggestion that children should not be kept from watching TV before the age of two.

エ．The researchers claim that children with attention problems also have ADD.

問6　下線部(43)の内容に合うものとして最も適当なものを，ア～エから一つ選べ。

ア．Children who watch too much TV tend to become passive.

イ．Further studies are necessary to determine how watching TV relates to children's weight problems.

ウ．Previous studies revealed positive effects of children watching TV.

エ．Watching TV may be linked with children becoming overweight.

問7　本文の内容と合うものを，ア～キから二つ選び，(44)と(45)に一つずつマークせよ。ただし，マークする記号（ア，イ，ウ,...）の順序は問わない。

ア．Children who have attention problems hardly ever lose or forget things.

イ．The effect of watching TV on children's brain development has been a topic among education researchers for less than a year.

ウ　Researchers selected two groups of children ages one and three who all suffered from ADD for a new study that explored the link between TV and attention problems.

エ．Researchers reported people regardless of age who watched a lot of TV are most likely to develop ADD.

オ．The study showed that the chances of having attention problems increased about ten percent for every three hours a day spent watching TV.

カ．Children with attention problems may suffer from conditions other than ADD.

キ．Some experts claim that it is necessary to do more research before we can say that the results of the new study are true.

化 学

問題　　　　　29年度

11月19日試験

I　原子・分子に関する文章(1)～(3)中の空欄 $\boxed{1}$ ～ $\boxed{10}$ にあてはまる最も
適切なものを，それぞれの**解答群**から選び，解答欄にマークせよ。ただし，同じものを
何度選んでもよい。

(1)　炭素は主に ^{12}C と ^{13}C からなっており，これらを互いに $\boxed{1}$ という。これら
は中性子の数が異なる。陽子の数は元素ごとに決まっており，この数をその原子の
$\boxed{2}$ といい，陽子と中性子の数の和を $\boxed{3}$ という。

(2)　塩素原子には ^{35}Cl と ^{37}Cl が存在し，^{35}Cl と ^{37}Cl の存在比を 3：1 とすると，^{35}Cl を
含む塩素分子と含まない塩素分子は $\boxed{4}$ の比で存在する。また，質量パーセン
ト濃度20%の塩酸 （1.1 g/mL） 1.0 L 中には，塩化水素が $\boxed{5}$ mol 含まれ，
そのうち ^{37}Cl を含む塩化水素は $\boxed{6}$ g になる。ただし，この塩酸中の水素原子
は ^{1}H のみが含まれているものとし，原子量は ^{1}H = 1.0，^{35}Cl = 35，^{37}Cl = 37 とする。

(3)　原子量は ^{12}C = 12，すなわち 1 mol の ^{12}C を 12 g とするように定めている。このと
き，$6.0×10^{23}$ 個の粒子の集団が 1 mol であり，この粒子の数をアボガドロ数という。
また，mol を単位として示された量を $\boxed{7}$ という。
　　いま，この原子量の基準を ^{12}C = 12 から ^{12}C = 30 に変更したとすると，アボガドロ
数は $\boxed{8}$ 倍に，標準状態における理想気体 1 mol の体積は $\boxed{9}$ 倍，^{12}C
12 g に含まれる原子の数は $\boxed{10}$ 倍となる。ただし，^{12}C 原子 1 個の質量を
$2.0×10^{-23}$ g とする。

1 に対する解答群

① 元　素　　② 分　子　　③ 同素体　　④ 同位体　　⑤ 異性体

2 ， 3 および 7 に対する解答群

① 原子量　　② 相対質量　　③ 物質量　　④ 質量数　　⑤ 原子番号

4 に対する解答群

① 1：1　　② 3：1　　③ 5：1　　④ 6：1　　⑤ 7：1

⑥ 9：1　　⑦ 12：1　　⑧ 15：1　　⑨ 16：1　　⓪ 3：2

ⓐ 9：4　　ⓑ 9：7

5 に対する解答群

① 0.15　　② 0.30　　③ 0.60　　④ 1.5　　⑤ 3.0

⑥ 6.0　　⑦ 15　　⑧ 30　　⑨ 60

6 に対する解答群

① 1.4　　② 2.9　　③ 5.7　　④ 14　　⑤ 29

⑥ 57　　⑦ 140　　⑧ 220　　⑨ 290　　⓪ 570

8 ～ 10 に対する解答群

① 0.125　　② 0.2　　③ 0.25　　④ 0.4　　⑤ 0.5

⑥ 1.0　　⑦ 1.5　　⑧ 1.8　　⑨ 2.0　　⓪ 2.4

ⓐ 2.5　　ⓑ 4.0　　ⓒ 5.0　　ⓓ 7.2

Ⅱ　液体と気体に関する文章(1)および(2)中の空欄　[11]　〜　[22]　にあてはまる
　　最も適切なものを，それぞれの**解答群**から選び，解答欄にマークせよ。ただし，同じも
　　のを何度選んでもよい。温度は 27℃で一定，水の密度を 1.00 g/cm^3，水銀の密度を
　　13.5 g/cm^3，水蒸気圧を 3.00×10^3 Pa とし，水銀の蒸気圧は無視できるものとする。測
　　定時の大気圧は 1.01×10^5 Pa = 760 mmHg，気体定数は R = 8.31×10^3 Pa・L/（K・mol）
　　とする。

(1)　一定温度の密閉した容器の中に液体を入れて放置すると，液体の表面で蒸発が起こ
　　　るが，蒸発した分子が液面に衝突して液体にもどることもあり，この現象を　[11]
　　　という。時間が経つと，単位時間あたりに蒸発する分子の数と　[11]　する分子の
　　　数が等しくなり，見かけ上，蒸発も　[11]　も起こっていない　[12]　状態にな
　　　る。この状態を気液平衡という。液体とその液体の蒸気が共存し，気液平衡にあると
　　　きの蒸気の圧力をその液体の蒸気圧という。同じ温度では液体の蒸気圧が　[13]　。
　　　また，蒸気圧は他の気体が　[14]　。

(2)　　図Ⅱに示すように，一端を閉じた断面積が 2.00 cm^2 のガラス管に水銀を満た
　(a)　し，これを水銀を入れた容器（水銀だめ）に，内部に空気が入らないように倒立させ
　　　た。容器の水銀面から上に出ているガラス管の長さが 80.0 cm だとすると，ガラス
　　　管の内部には　[15]　cm の長さの空間が生じる。このとき，　[16]　と
　　　[17]　がつり合った状態となっている。

　　　　次にガラス管の下端からエタノールを入れたところ，ガラス管上部の空間は広がり，
　　　水銀柱は容器の水銀面から 72.0 cm の高さで止まった。このとき，ガラス管内の水
　　　銀面上には液体のエタノールは残っていなかった。さらにエタノールを加えたところ，
　　　上部の空間は広がって，容器の水銀面から 69.0 cm の高さで止まり，管内の水銀面
　　　上に液体のエタノールが残っていた。以上のことから，エタノールの飽和蒸気圧は
　　　[18]　×10$^{[19]}$ Pa となり，水銀柱の水銀の高さが 72.0 cm で止まったときに
　　　加えたエタノールは　[20]　×10$^{-[21]}$ mol となる。

　　　　また，水銀のかわりに水を用いて，下線部（a）の操作を行うと，水柱は容器の水
　　　面から　[22]　m の高さになった。なお，実験器具は水柱に対して十分な高さが

あるものとする。

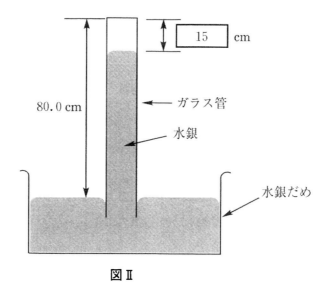

図Ⅱ

---

11 に対する解答群

① 凝　析　　　　② 凝　固　　　　③ 凝　集　　　　④ 凝　縮

12 に対する解答群

① 均　一　　　　② 飽　和　　　　③ 分　散　　　　④ 標　準

13 に対する解答群

① 高いほど蒸発しやすい　　　　　② 高いほど蒸発しにくい

③ 高くても低くても蒸発のしやすさは変わらない

14 に対する解答群

① 共存すると大きくなる　　　　　② 共存すると小さくなる

③ 共存しても変わらない

15 に対する解答群

① 1.0　　　② 2.0　　　③ 3.0　　　④ 4.0　　　⑤ 5.0

⑥ 6.0　　　⑦ 7.0

16 および 17 に対する解答群

① 水銀だめの水銀面にかかる大気圧

② ガラス管内の空間に入っている気体の圧力

③ 水銀柱に働く重力による圧力

④ 水銀だめの中の水銀の重力による圧力

⑤ 水銀柱も含めた水銀全体にかかる重力による圧力

⑥ 水銀の比重

18 に対する解答群

① 1.06　　② 1.46　　③ 4.00　　④ 5.32　　⑤ 7.00

⑥ 7.60　　⑦ 8.00　　⑧ 9.17　　⑨ 9.30　　⓪ 9.57

19 および 21 に対する解答群

① 1　　　② 2　　　③ 3　　　④ 4　　　⑤ 5

⑥ 6　　　⑦ 7　　　⑧ 8　　　⑨ 9

20 に対する解答群

① 1.71　　② 3.07　　③ 3.41　　④ 6.15　　⑤ 6.83

⑥ 8.54

22 に対する解答群

① 9.70　　② 9.96　　③ 10.0　　④ 10.3　　⑤ 10.6

Ⅲ 酸化還元に関する文章(1)および(2)中の空欄 23 ～ 33 にあてはまる最も適切なものを，それぞれの**解答群**から選び，解答欄にマークせよ。ただし，同じものを何度選んでもよい。

(1) 過マンガン酸カリウム水溶液を硫酸酸性とした後，過酸化水素水を少しずつ加え，よく振ったところ，過マンガン酸カリウム水溶液の赤紫色が消えた。このとき，過酸化水素の O 原子の酸化数は 23 から 24 に変化しており，O 原子は 25 。また，過マンガン酸カリウム1 molは電子 26 molを 27 ので， 28 molの過酸化水素と反応する。

(2) H_2O_2, Zn^{2+}, I_2 および Fe^{3+} の酸化剤としての強さを比較するために，以下の実験(i)～(iii)を行った。

 (i) 硫酸鉄（Ⅱ）水溶液を硫酸酸性とした後，過酸化水素水を少しずつ加え，よく振ったところ，溶液の色は淡緑色から黄褐色に変化した。

 (ii) 亜鉛粉末にヨウ素液を少しずつ加え，よく振り，しばらく放置したところ，ヨウ素液の褐色が消え，ヨウ化亜鉛が生じた。

 (iii) ヨウ化カリウム水溶液に塩化鉄（Ⅲ）水溶液を少しずつ加え，よく振ったのち，デンプン水溶液を滴下したところ，溶液の色は青紫色になった。

実験(i)において，硫酸鉄（Ⅱ）の Fe 原子の酸化数は + 2 から 29 に変化しており，Fe 原子は 30 。実験(ii)において，I_2 は 31 。また，実験(iii)において，塩化鉄（Ⅲ）の Cl 原子は 32 。実験(i)～(iii)の結果から H_2O_2, Zn^{2+}, I_2 および Fe^{3+} の酸化剤としての強さは 33 である。

23 ， 24 および 29 に対する解答群
① － 7 ② － 6 ③ － 5 ④ － 4 ⑤ － 3
⑥ － 2 ⑦ － 1 ⑧ 0 ⑨ ＋ 1 ⓪ ＋ 2
ⓐ ＋ 3 ⓑ ＋ 4 ⓒ ＋ 5 ⓓ ＋ 6 ⓔ ＋ 7

$\boxed{25}$ および $\boxed{30}$ ～ $\boxed{32}$ に対する解答群

① 酸化されている   ② 還元されている

③ 酸化も還元もされていない

$\boxed{26}$ および $\boxed{28}$ に対する解答群

① 0.2   ② 0.3   ③ 0.4   ④ 0.5   ⑤ 1

⑥ 1.5   ⑦ 2   ⑧ 2.5   ⑨ 3   ⓪ 5

ⓐ 8   ⓑ 10

$\boxed{27}$ に対する解答群

① 受け取る   ② 失 う

$\boxed{33}$ に対する解答群

① $Zn^{2+}>H_2O_2>I_2>Fe^{3+}$ ② $Zn^{2+}>I_2>Fe^{3+}>H_2O_2$

③ $Zn^{2+}>Fe^{3+}>I_2>H_2O_2$ ④ $H_2O_2>I_2>Fe^{3+}>Zn^{2+}$

⑤ $H_2O_2>Fe^{3+}>I_2>Zn^{2+}$ ⑥ $H_2O_2>Zn^{2+}>Fe^{3+}>I_2$

⑦ $I_2>Fe^{3+}>H_2O_2>Zn^{2+}$ ⑧ $I_2>Zn^{2+}>H_2O_2>Fe^{3+}$

⑨ $I_2>H_2O_2>Zn^{2+}>Fe^{3+}$ ⓪ $Fe^{3+}>Zn^{2+}>H_2O_2>I_2$

ⓐ $Fe^{3+}>H_2O_2>Zn^{2+}>I_2$ ⓑ $Fe^{3+}>H_2O_2>I_2>Zn^{2+}$

Ⅳ　アセチレンを出発物質とする化合物の変化を図Ⅳに示した。図Ⅳを見て，設問(1)～
　(5)に対する答え　┃ 34 ┃　～　┃ 43 ┃　として，最も適切なものを，それぞれの**解答**
　群から選び，解答欄にマークせよ。ただし，同じものを何度選んでもよい。また，原子
　量は H＝1.0，C＝12，O＝16，気体定数は $R＝8.31×10^3\,Pa\cdot L/(K\cdot mol)$ とする。

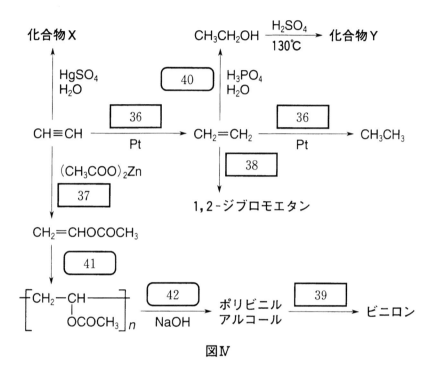

図Ⅳ

(1)　**化合物 X** の特徴について，正しいものを選びなさい。　┃ 34 ┃

　　　┃ 34 ┃　に対する**解答群**

　①　フェーリング液を加えて加熱すると青色沈殿を生じる。

　②　常温で無色透明の固体である。

　③　メタノールの蒸気に，焼いた銅線を触れさせることでも得られる。

　④　塩化パラジウム（Ⅱ）と塩化銅（Ⅱ）を触媒として用いて，エチレンを酸化しても
　　得られる。

　⑤　ヨウ素と水酸化ナトリウム水溶液を加えても反応しない。

　⑥　容易に付加重合をおこし，高分子化合物の合成に利用されている。

(2) **化合物 Y の特徴について，誤っているもの**を選びなさい。　35

　　　35　**に対する解答群**

　　　① 常温で揮発性の液体である。　　　　② 引火しやすい。

　　　③ 単体のナトリウムと反応しない。　　④ 水には少ししか溶けない。

　　　⑤ 工業的にはナフサを熱分解して得られる。　⑥ 麻酔作用がある。

(3) 　36　 ～ 　39　 に適切なもの を入れなさい。

　　　36　 ～ 　39　 **に対する解答群**

　　　① H_2 　　　　　　② O_2 　　　　　　③ N_2

　　　④ H_2O 　　　　　⑤ CH_4 　　　　　⑥ HCl

　　　⑦ $HCHO$ 　　　　⑧ CH_3CHO 　　　⑨ CH_3COOH

　　　⓪ $CH_3CH_2CH_2CH_3$ 　　ⓐ $CH_3CH_2OCH_2CH_3$ 　　ⓑ Cl_2

　　　ⓒ Br_2 　　　　　　ⓓ HBr

(4) 　40　 ～ 　42　 に適切な反応名を入れなさい。

　　　40　 ～ 　42　 **に対する解答群**

　　　① 共重合　　　② けん化　　　③ 酸　化　　　④ 縮　合

　　　⑤ 縮合重合　　⑥ 脱　離　　　⑦ 付　加　　　⑧ 付加重合

(5) ポリビニルアルコールを 1.0 g とり，水に溶解して 100 mL とし，27℃で浸透圧を測定したところ，249 Pa となった。このときのポリビニルアルコールの重合度は，およそ □43□ である。

□43□ に対する解答群

① 2.0 　② 10 　③ 20 　④ 40
⑤ 1.0×10^2 　⑥ 2.3×10^2 　⑦ 1.0×10^3 　⑧ 2.3×10^3
⑨ 5.5×10^3 　⓪ 1.0×10^4 　ⓐ 1.0×10^5

英　語

解答

29年度

I

〔解答〕

[A] 1．イ　　2．ウ　　3．ウ

[B] 4．ア　　5．ア　　6．イ

〔出題者が求めたポイント〕

文脈をとらえながら会話文の内容を理解する。

〔語句〕

might：〜だろう、〜 かもしれない〈推量・可能性〉

lose weight（体重が減る）⇔ gain weight（体重が増える）＊ weight の前に所有格はつかない

〔問題文テキスト和訳〕

[A]

A：おかあさん、だたいま。

B：水曜日にしたら早いわね。歴史のテストはどうだった？

A：大丈夫だと思う。2、3日後に結果をもらうけど。

B：そう、それなら金曜日に教えて。答案が返ってきたら。

A：見せるよ。まだ明日、生物のテストがあるんだ。

B：もし間違ってなかったら、昨年お兄ちゃんが同じ授業を取っていたでしょう？

A：取っていたよ。たぶん授業のノートをもらえると思う。もしまだ持っていればだけど。

B：きっと取ってあるわ。ひょっとすると、去年のテストだって取ってあるかもしれない。彼はなんでも取っておくから。

A：名案だ、お母さん！　それは本当に助かる。

B：今晩はアルバイトはないの？

A：実は、間もなくあの仕事はやめるつもりなんだ。忙し過ぎるから。

B：時間が空くようになっていいわ。あの仕事はあまりにも時間を取られ過ぎるから。

[B]

A：わあ、ずいぶん体重減ったんじゃない、Josh。

B：ずっとジムに行って10キロ体重を落としたんだ。

A：すごーい！どうやって減らしたの？

B：毎日2時間ウェイトリフティングをして、そのあと短時間泳ぐという厳しいスケジュールをこなし続けたんだ。

A：それはすごい運動量だ。でも、少なくとも同じ日に両方やったことはないよね。

B：いや、運動だけでは十分ではなかった。そのほか、生活スタイルもある部分変えたよ。

A：じゃ、特別なダイエットに真剣に取り組んだとか？

B：そう。日曜日から金曜日までは十分に注意して、土曜日は好きなようにした。

A：ぼくも体重を減らすことを考えているんだけど、一緒に運動をしてもいいかな。

B：もちろん。でもぼくは土日はジムに行かないよ。

A：大丈夫。ぼくも平日がベストだから。

II

〔解答〕

7．イ　　8．ク　　9．エ　　10．ア　　11．オ

12．ウ

〔出題者が求めたポイント〕

文脈に即して意味と語法において適語を空欄に補い文章の内容を理解する。

〔語句〕

advantage：利点、強味

essential：必須の、きわめて重要な

significant：重要な、重大な

in addition：さらに、その上

irritating：いらいらさせる

〔問題文テキスト和訳〕

　携帯電話を持つことには主に3つの利点がある。第一に、いつでもどこでも電話をかけたり取ることができる便利さである。二番目には、家族や友人と連絡を取り合うのに必須である。子どものことを心配する親は、子どもが無事かどうかを確認するためにいつでも電話をかけることができ、子どもも帰宅が遅くなるかどうかを家族に知らせることができる。最後の利点は、携帯電話が命を救うこともあるということである。たとえば事故が起きたら、たとえどこで事故が起きても、直ちに助けを求める電話をかけることができる。

　一方、携帯電話の使用に関して重大な問題もある。まず第一に、携帯電話の使用が事故の原因となる可能性がある。たとえば車の運転と携帯電話の使用を同時に行った場合に、事故を引き起こすことがありうる。さらに、レストランや映画館などのような公共の場所での携帯電話の大きな声での使用は無作法であり、他人を大きくいら立たせる。最後に、直接に携帯電話に関連した路上の犯罪が増加してきている。人々が襲撃され、携帯電話が奪われている。

III

〔解答〕

13．イ　　14．ア　　15．ウ　　16．エ　　17．エ

18．ウ　　19．イ　　20．イ

〔出題者が求めたポイント〕

文の中での適切が語法の理解。

〔語句〕

13．consider A（to be）B：A を B とみなす。

14．proposal that 〜：〜という提案。

提案などを表す that 節中は、動詞は原形又は should。

　　not necessarily 〜：必ずしも〜というわけでもない。

15．barely 〜 before ...：...する直前に〜する

16．so 〜 that ...：とても〜なので...である

　　fit：うまく入る

17. thirty times ～：～の 30 倍
18. remain ～：いぜんとして～である
   ＊状態を表す動詞なので、進行形にならない
   fond：好きな
19. the books が先行詞で、それを受ける関係代名詞の
   目的格となる。
20. busy ～ ing：～で忙しい

〔完成英文和訳〕
13. 妻は近隣の工場からの騒音は、大きな問題であると
   みなしていないが、私は大きな問題であると思ってい
   る。
14. Ann の、大統領は政策を変えるべきであるという
   提案は、絶対に不可能というわけではない。
15. Tom と Mary は、激しい雨が降り始める直前に
   私たちの家を出た。
16. 母は冷凍庫の中に大量のアイスクリームを入れてお
   くので、ほかのものが冷凍庫に入らない。
17. 地球と月の距離は、地球の直径のおよそ 30 倍であ
   る。
18. 父は、友だちと過ごした時間がいまだに一番のよい
   思い出であるとよく言っている。
19. こちらの私の好きな作家の本をお貸ししますよ。そ
   のうちの 3 冊は特におすすめです。
20. 友人が私の家を訪ねに来たので、掃除するのに忙し
   かった。

Ⅳ
〔解答〕
21. エ　22. エ　23. エ　24. ウ
〔出題者が求めたポイント〕
慣用表現の理解
〔語句〕
out of the blue：突然に、予告なしに
run into ～：～に偶然出くわす
pass ～ out：～を配る
despite ～：にもかかわらす
grow out of ～：（成長して）～が着られなくなる
〔テキスト英文の和訳〕
21. Aya は突然にパーティーに現れた。
22. John は出勤の途中で、旧友にぱったり会った。
23. 先生は授業の終わりに宿題を配った。
24. 一か月前に靴を買ったにもかかわらず、Bill は成長
   してはけなくなった。

Ⅴ
〔解答〕
25. ウ　26. ア　27. ア　28. ウ　29. イ
〔出題者が求めたポイント〕
語彙力と単語を英語で説明された文の理解
〔語句〕
be forced to ～：～することを余儀なくされる、～せざ
　るを得ない
due to ～：～が原因で、のために

conflict：紛争、対立
purposefully：目的を持って；意図的に
intention：意図
on the ground：地面に；現場で
〔問題文テキスト・完成英文訳〕
25. (a)戦争または宗教上の理由のために自国を離れる
   ことを余儀なくされた人々。
   (b)紛争と暴力のために多数の難民が故国を離れなく
   てはならなかった。
26. (a)何かをうまくできるという肯定的な感情。
   (b)私は、一生懸命に勉強したので、この試験でよい
   成績を取れるという自信がある。
27. (a)ある場所から離れたり出ること。
   (b)バンコク行きの直行便は 7 番ゲートから間もなく
   出発する。
28. (a)結果に至るまでの、一連の行動、変化、働き。
   (b)運転免許証を取得するには、長期間、困難かつ高
   額な費用のかかる過程を要する。
29. (a)目的を持って、または意図的に何かをすること。
   (b)彼女は故意にグラスを地面に落して割った。なぜ
   なら彼女は怒っていたので。

Ⅵ
〔解答〕
30. ア　31. カ　32. ウ　33. オ　34. ウ
35. オ　36. オ　37. イ
〔出題者が求めたポイント〕
語法をとらえながら日本文に合う英文を完成させる
〔完成英文〕
[A] Do you have any idea what caused him to change
   his mind?
[B] This issue will have been discussed for hundreds
   of hours by the time we come to an agreement.
   （未来完了形）
[C] However hard the coach tried to make the
   players relax, his words were not helpful at all.
[D] This is the third time that I have seen a politician
   making a speech at the station this week.

Ⅶ
〔解答〕
問 1 (38)イ．最近の研究で、学校で見られる注意力の問
   題は、子どもが幼少期にテレビを見た時間の合計時間
   に関連があるかもしれないということを明らかにし
   た。
問 2 (39)ウ．米国では、教員らによると、注意欠如障害
   の兆候が多くの子どもたちに見受けられる。
問 3 (40)ア．研究において、親たちは 7 歳の時の自分自
   身の様子を説明するように求められた。7 歳は家庭に
   おいて注意欠陥の存在が現れる可能性のある時期であ
   る。
問 4 (41)エ．幼少期にテレビを見た時間数は注力の問題
   の発現の予測する要素であった。

問5 (42)ア．研究者らによれば、注意欠如障害がなくて
　も注意力に問題のある子どもは、学校で学習上の問題
　を抱える可能性がある。
問6 (43)エ．テレビを見ることは、体重過多になる子ど
　もと関連性があるかもしれない。
問7 (44) (45)
　カ．注意力の問題を抱える子どもらは、ADD（注意欠
　　如障害）のほかに異常を抱える可能性がある。
　　other than ～：① ～のほかに、加えて = besides
　　　　　　　　　　② ～を除いて、～以外 = except
　キ．専門家の中には新しい研究結果が真実であると言
　　えるためにはさらに研究が必要であると主張する者
　　もいる。

〔出題者が求めたポイント〕
現在の時代が直面している問題についての科学的な考察
が伝える内容を理解する

〔語句〕
suggest that ～：～であることを示唆する
suffer：(苦痛などを)経験する、受ける
condition：〔病理〕(体の)異常、病気、疾患
attention deficit disorder：注意欠如障害
involve：① 含む、伴う　② …を関係(関連)させる
extended：延長された、長時間の
publication：出版物、(定期)刊行物
pediatrics：小児科
chance：(起こる可能性の強い)見込み
most likely to ～：～する傾向が最も高い
more likely to ～：～する傾向が強い、しがちである
findings：(調査・研究などの)結果、結論、所見

〔問題文テキスト和訳〕
　新しい研究によると、きわめて幼少の時期にテレビ
をたくさん見ると、のちに学校で注意力の問題を抱える
可能性があるということが示唆されている。注意力に問
題のある子どもはじっと座っていることができず、行動
をコントロールできない。そのような子どもたちは、お
しゃべりが過多で、ものをなくし、簡単に忘れ、仕事を
やり終えることができない。
　注意力に問題がある人は、注意力欠陥障害または
ADD として知られている病気を経験するかもしれな
い。専門家によると、ADD の原因は脳の化学物質が関
連している。学校の教員らは、米国において多くの子ど
もたちが障害の兆候を表していると述べている。ある教
育研究者らは、きわめて幼少期にテレビを見ることは脳
の正常な発達を変化させる可能性があると数年前から指
摘している。たとえば、研究者らは、たくさんテレビを
見る子どもたちは、長時間座って何かを読むということ
ができないと述べている。
　その新しい研究により、きわめて幼少期にテレビを
見ることが7歳までの注意力の問題と関連しているとい
う考え方は、実地の調査によって確かめられることに
なった。1300 人以上の子どもらが関わった。子どもら
1歳と3歳の2グループに分けられた。ワシントン州シ
アトルの小児病院ならびに地域センターの研究者らは、

刊行物、「小児科」に結果を報告した。研究者らは親に、
子どもたちがどれくらいの頻度でテレビを見るかをたず
ねた。さらに親は、子どもが注意欠如障害であるかがわ
かる方式を用いて、7歳の子どもたちの行動を記述し
た。
　早い時期にテレビを長時間見る子どもたちは、注意
力に問題がある傾向が最も高かった。テレビを見る時間
が1時間増えるごとに、注意力の問題がある可能性がお
よそ10パーセント増した。たとえば、1日3時間テレ
ビを見る子どもはテレビを見ない子どもよりも注意力の
問題を抱える傾向が30パーセント高くなった。
　研究者らは、注意力に問題がある子どもたちがすべ
て ADD の障害があるとは限らないと述べている。しか
しそれでも、そのような子どもたちは、学校で学習上の
大きな問題に直面する可能性があるだろう。研究の結果
により、2歳にならない子どもはテレビを見るべきでな
いという小児科医のグループによるアドバイスが支持さ
れている。
　研究者らの一人は子どもたちがテレビを見るべきで
ないというまた別の理由があると指摘した。それより以
前の研究により、ごく幼少期にテレビを見ることが、肥
満や過度に攻撃的な子どもと関連があるとされている。
また別の専門家らは、この新しい研究は重要であるが、
研究結果を裏づけ、テレビによる影響の原因をさらに説
明するための研究がなされるべきであると述べている。

化 学

解 答

29年度

推 薦

Ⅰ

〔解答〕

(1) 　① ④　　② ⑤　　③ ④

(2) 　④ ⑧　　⑤ ⑤　　⑥ ⑥

(3) 　⑦ ③　　⑧ ⓐ　　⑨ ⓐ　　⑩ ⑥

〔出題者が求めたポイント〕

原子・物質量

(3)基準を変更したときに，どう変化が起こるかは他の入試問題でもよく出題されるので注意。

〔解答のプロセス〕

(1) 原子の性質は電子の数とその配置によって決まる。そのため，陽子数（＝原子番号）が同じで中性子の数が異なる（その結果，質量数の異なる）原子は原子１つの質量は異なるが化学的・物理的性質が似た原子となる。これを同位体という。

(2) 塩素分子は Cl_2 であるから，２つの塩素原子を区別すれば，

$$^{35}Cl-^{35}Cl：\frac{3}{4}×\frac{3}{4}=\frac{9}{16}，\quad ^{35}Cl-^{37}Cl：\frac{3}{4}×\frac{1}{4}=\frac{3}{16}$$

$$^{37}Cl-^{35}Cl：\frac{1}{4}×\frac{3}{4}=\frac{3}{16}，\quad ^{37}Cl-^{37}Cl：\frac{1}{4}×\frac{1}{4}=\frac{1}{16}$$

となるから，^{35}Cl を含むものと含まないものの比は

$$\frac{9}{16}+\frac{3}{16}+\frac{3}{16}：\frac{1}{16}=15：1$$

となる。

質量パーセント濃度 20% の塩酸には，220 g の HCl 分子が含まれる。Cl の原子量を $35×\frac{3}{4}+37×\frac{1}{4}$ $=35.5$ とすれば，

$$\frac{220}{35.5+1.0}=6.02\cdots (mol)$$

また，$H-^{35}Cl：H-^{37}Cl=3：1$ であるから，

$$220×\frac{38×\frac{1}{4}}{36×\frac{3}{4}+38×\frac{1}{4}}=57.26\cdots (g)$$

(3) 1 mol の基準を ^{12}C の 12 g から ^{12}C の 30 g に変更すると，^{12}C 1 mol は 30 g であり，そこに含まれる原子の数は $\frac{30}{12}=2.5$ 倍となる。

原子の数が 2.5 倍になれば，1 mol の気体の体積も 2.5 倍となるが，原子１個の質量が変わるわけではないので，^{12}C 12 g 中の原子数は変わらない。

Ⅱ

〔解答〕

(1) 　⑪ ④　　⑫ ②　　⑬ ①　　⑭ ③

(2) 　⑮ ④　　⑯ ①　　⑰ ③　　（⑯，⑰は順不同）

〔出題者が求めたポイント〕

トリチェリの真空・気液平衡

気液平衡が成り立つのは蒸発と凝縮がともに起こるときであるから，容器（この問題ではガラス管上部の空間）に液体が存在するときである。

逆に成り立たないのは液体がいないときなので，液化しない＝理想気体のようにふるまう＝状態方程式 $PV=nRT$ が成り立つ。

〔解答のプロセス〕

(1) 液体 ⟶ 気体の変化を蒸発といい，気体 ⟶ 液体の変化は凝縮である。蒸発と凝縮が見かけ上止まっている状態が気液平衡で，そのときの気相の圧力は飽和蒸気圧，もしくは単に蒸気圧という。

蒸気圧はその温度で液体が蒸発しようとする力として読みかえることができるから，蒸気圧は高い方が蒸発しやすい。

また，蒸気圧は温度で変化するが，他の気体の有無では変化しない。

(2) 一端のみが開いた管に液体をつめ，気体の入らないように倒立させると内部が液体で満たされるが，液体柱にかかる重力と，液面にかかる大気圧がつり合うところまでしか満たされず，それより上には真空ができる（トリチェリの真空）。水銀ではその高さは 760 mm であり，80.0 cm（＝800 mm）のガラス管では上 40 mm が真空となる。この高さはガラス管の径によらない。エタノールを加えると蒸発したエタノールによる圧力が水銀柱に加わり液面が押し下げられる。液体のない系ではエタノールの蒸気は状態方程式に従うが，液体のいる系では気液平衡に従うため，その温度における飽和蒸気圧を求めることができる。

液体のエタノールがいるときの水銀液面は 69.0 cm の高さなので，水銀柱 70 mm 分に加わる重力が水銀の飽和蒸気圧となる。

$$760\ mm：70\ mm=1.01×10^5\ Pa：P\ Pa$$
$$P=9.30\cdots×10^3\ (Pa)$$

また，72.0 cm で止まったときは水銀柱 40 mm に相当する圧力なので，

$$760：40=1.01×10^5：P'\ Pa$$
$$P'=5.31\cdots×10^3\ (Pa)$$

理想気体の状態方程式

$$5.31×10^3×(2.00×8×10^{-3})=n×8.31×10^3×300$$
$$n=3.406\cdots×10^{-5}$$

水銀の代わりに水を用いた場合，大気圧とつりあう水銀柱と水柱の重さは同じなので，

$$13.5×(76×2)=1.00×(x×2)$$
$$x=1026\ (cm)$$

さらに，水の飽和蒸気圧 $3.00×10^3\ Pa$ を考えて

$$1026 \times \dfrac{1.01 \times 10^5 - 3.00 \times 10^3}{1.01 \times 10^5} = 995.5 \cdots (\text{cm})$$

Ⅲ

〔解答〕

(1) ㉓ ⑦　　㉔ ⑧　　㉕ ①

　　㉖ ⓪　　㉗ ①　　㉘ ⑧

(2) ㉙ ⓐ　　㉚ ①　　㉛ ②　　㉜ ③　　㉝ ⑤

〔出題者が求めたポイント〕

酸化還元，半反応式

(2) 酸化剤，還元剤の強さを考えるときは，当然ではあるが「逆は起こらない」というのがポイントとなる。例えば A ⟶ A′，B ⟶ B′ となる 2 つの物質について，

A + B′ ⟶ A′ + B

となる場合，A の方が B より強いと言える。B の方が強いと B が反応して逆反応が起こってしまう。

〔解答のプロセス〕

(1) 過マンガン酸カリウムの硫酸酸性条件下での半反応式は

$$MnO_4^- + 8H^+ + 5e^- \longrightarrow Mn^{2+} + 4H_2O$$

MnO_4^- は酸化剤として作用するので，これと反応する H_2O_2 は還元剤としてはたらく

$$\underset{-1}{H_2\underline{O_2}} \longrightarrow \underset{0}{\underline{O_2}} + 2H^+ + 2e^-$$

反応比は，

$$e^- : MnO_4^- : H_2O_2 = 1 : \frac{1}{5} : \frac{1}{2} = 10 : 2 : 5$$

なので，過マンガン酸カリウム 1 mol と反応する H_2O_2 は，$\dfrac{5}{2} = 2.5$ mol である。

(2) 各実験の半反応式は以下のとおり

（ⅰ） $\underset{淡緑}{Fe^{2+}} \longrightarrow \underset{黄褐}{Fe^{3+}} + e^-$

　　　 $H_2O_2 + 2H^+ + 2e^- \longrightarrow 2H_2O$

（ⅱ） $Zn \longrightarrow Zn^{2+} + 2e^-$

　　　 $I_2 + 2e^- \longrightarrow 2I^-$

（ⅲ） $Fe^{3+} + e^- \longrightarrow Fe^{2+}$

　　　 $2I^- \longrightarrow I_2 + 2e^-$

（ⅰ）は溶液の色の変化から，$Fe^{2+} \longrightarrow Fe^{3+}$ の変化がわかる。

（ⅱ）は金属の亜鉛(粉末)がイオン化していることがわかる。

（ⅲ）はわかりにくいが，ヨウ素デンプン反応があることから，I_2 が生成している。

（ⅰ）の 2 つの半反応式をまとめて，

$$\underset{(還元剤)}{2Fe^{2+}} + \underset{(酸化剤)}{H_2O_2} + 2H^+ \longrightarrow 2Fe^{3+} + 2H_2O$$

この逆は起こっていないので，Fe^{3+} と H_2O_2 の酸化剤の強さを比較すれば，$H_2O_2 > Fe^{3+}$ となる

同様に（ⅱ）から $I_2 > Zn^{2+}$，（ⅲ）から，$Fe^{3+} > I_2$ かわかるので，$H_2O_2 > Fe^{3+} > I_2 > Zn^{2+}$

Ⅳ

〔解答〕

(1) ㉞ ④　　(2) ㉟ ⑤

(3) ㊱ ①　　㊲ ⑨　　㊳ ⓒ　　㊴ ⑦

(4) ㊵ ⑦　　㊶ ⑧　　㊷ ②

(5) ㊸ ⑧

〔出題者が求めたポイント〕

アルキン・アルケンの反応・高分子

炭化水素の反応と，高分子の複合問題

正誤問題でも安易に判断せず全ての選択肢を見回してから選ぶ。

〔解答のプロセス〕

(1) 生成する化合物 X はアセトアルデヒドである。

$$H-C\equiv C-H \longrightarrow \left(\begin{array}{c} H \\ C=C \\ H \end{array} \begin{array}{c} H \\ \\ OH \end{array} \longrightarrow \begin{array}{c} H \\ H-C \\ H \end{array} C=O \right)$$

　　　　　　　　　　ビニルアルコール(不安定)　アセトアルデヒド

① フェーリング液と反応するが，生成するのは赤色沈殿。

② アセトアルデヒドは液体。

③ メタノールの酸化で生じるのはホルムアルデヒド。

④ 正しい。詳しくは「ワッカー酸化」を参照。

⑤ ヨードホルム反応はアセトアルデヒドは陽性である。

⑥ アセトアルデヒドの C=O 結合は付加反応が容易ではないので重合はしない。

(2) H_2SO_4 と 130 ℃で反応させると分子間脱水が起こりジエチルエーテルが生成する。

$$2C_2H_5OH \xrightarrow[130℃]{H_2SO_4} \underset{ジエチルエーテル}{C_2H_5-O-C_2H_5}$$

より高温(170 ℃)にするエチレンが生成する。

誤った選択肢は⑤。ナフサの熱分解で生成するのは低級の炭化水素なので，ジエチルエーテルは生成しない。

(3) 37. $(CH_3COO)_2Zn$ は触媒で反応するのは CH_3COOH

39. ポリビニルアルコールからビニロンへはホルムアルデヒドとの反応によりアセタール化がおこることによる。

(5)

$$\begin{bmatrix} CH-CH_2 \\ | \\ OH \end{bmatrix}_n$$

ポリビニルアルコール

ポリビニルアルコールの重合度を n とするとその分子量は $44n$ で与えられる。浸透圧を用いて，ファントホッフの式から

$$249 = C \times 8.31 \times 10^3 \times 300$$

$$C = 9.98 \times 10^{-5} (\text{mol/L})$$

よって，$\dfrac{1}{44n} = 9.98 \times 10^{-5} \times 0.1$

$$n = 2.27 \cdots \times 10^3$$

平成28年度

問　題　と　解　説

英　語

問題

28年度

11月21日試験

Ⅰ　次の対話文の空所に入れるのに最も適当なものを，それぞれア〜エから一つ選べ。

〔A〕

A： Good morning, I'd like to check out. Here's my room key.

B： Thank you. Did you have anything from the refrigerator in your room?

A： _____1_____

B： OK, that'll be an extra eight dollars. So, the total bill comes to 259 dollars.

A： Here's my credit card.

B： Thank you. Is there anything else I can help you with?

A： How do I get to the airport? I have a flight that leaves in about three hours.

B： It's best to use our free shuttle bus service. All our hotel guests do.

A： That sounds great, but _____2_____ ?

B： Well, it takes only 20 minutes, so you'll be there in plenty of time.

A： And when does the next one leave?

B： _____3_____

A： Great. I'll just buy a few souvenirs in the gift shop and wait for it to arrive.

1． ア． I didn't have anything in there at all.
   イ． I didn't know there was one in the room.
   ウ． I had a can of orange juice and a bottle of water.
   エ． I had a good time while I was there.

2． ア． can you take me there soon
   イ． when do I need to be on board
   ウ． what time does the shuttle pick them up
   エ． will it get me to the airport on time

3． ア． A bus is just getting ready to leave for the airport now.
   イ． The last shuttle today has left for the airport.
   ウ． The next shuttle is already waiting outside the hotel entrance.
   エ． There should be a bus coming in about 10 minutes.

〔B〕

A： I'm thinking about quitting my job and looking for a new one.

B： _____4_____

A： Not at all, so I'd like to try something more challenging.

B： Have you thought about what kind of work you'd like to do?

A： Not really. Do you have any ideas?

B： Why don't you get a job related to your hobby?

A： Riding motorcycles?

B： Why not? Maybe you could _____5_____ .

A： Well, I don't know about that. I'm not really good at fixing things.

B： You might want to become a motorcycle salesperson. You must know a lot about them.

A： You're right about that. _____6_____

B： That's 15 years! Why don't you go online and look for job openings?

4． ア．Are you happy you've made the change?

　　イ．Have you already started job hunting?

　　ウ．Is your job too difficult for you?

　　エ．Were you able to find one easily?

5． ア．advertise new motorcycle products

　　イ．design new styles of motorcycles

　　ウ．sell motorcycle accessories

　　エ．work repairing motorcycles

6． ア．I just finished my rider training class.

　　イ．I opened my own online shop recently.

　　ウ．I've been looking at job sites on the Internet.

　　エ．I've been riding since I was in college.

II　次の英文の空所に入れるのに最も適当な語を，ア～クから選べ。ただし，同じものを繰り返し用いてはならない。

How often does your father or mother take paid vacation? Statistics show that Japanese workers on average take only five paid vacation days a year, only 38 percent of the 13 days they could take, the (7) of any industrialized nation. Workers in other countries take many more; for example, France 100 percent, Hong Kong 100 percent, the U.S. 83 percent, and Korea 70 percent. That is, 37 days, 12 days, 16 days, and 10 days, (8). Do Japanese like working so much or are they just too (9)? The (10) shows that they feel they cannot afford to take vacation and that they fear that their colleagues do not like their coworkers taking vacation. This is a very unique (11) for not taking paid vacation. In Germany, there is a law called the "Holiday Law." Under this law (12) worker has to take about four weeks of vacation a year. Two of these weeks must be consecutive. What a big difference! Maybe Japan should make a similar law.

ア．busy　　　イ．daily　　　ウ．every　　　エ．reason

オ．respectively　　カ．salary　　キ．survey　　ク．worst

Ⅲ　次の各英文の空所に入れるのに最も適当な語句を，ア〜エから一つ選べ。

13. I used to belong to the soccer club, (　　) Nancy was also a member.
ア．for which　　イ．of which　　ウ．that　　エ．which

14. The economic agenda proposed under the new agreement (　　) heatedly on television.
ア．discussed　　　　　イ．discussing
ウ．was being discussed　　エ．was discussing

15. It may be as effective to take supplements (　　) to work out in order to lose weight.
ア．as　　イ．rather　　ウ．so　　エ．than

16. Workers around the world are losing their jobs (　　) the great number of robots rapidly replacing them.
ア．among　　イ．because　　ウ．when　　エ．with

17. (　　) there are several kinds of diseases is closely related to our diet.
ア．Because　　イ．That　　ウ．Therefore　　エ．What

18. Using this cover is going to make the sofa much more comfortable (　　).
ア．sat　　イ．sit　　ウ．to sit　　エ．to sit on

19. Whether we can meet the challenges of globalization is a political issue widely （　　　） about.

　　ア．argued　　　　　　　　　イ．arguing

　　ウ．has been argued　　　　　エ．is arguing

20. The overwhelming majority of （　　　） present refused to accept the urban-development project.

　　ア．that　　　　イ．these　　　　ウ．this　　　　エ．those

Ⅳ　次の各英文の意味に最も近いものを，ア〜エから一つ選べ。

21. The department manager hopes to wrap up the project by Friday.

ア. The department manager hopes that the project will be finished by Friday.

イ. The department manager wants the project to be chosen by Friday.

ウ. The manager of the department hopes to begin working on the project by Friday.

エ. The manager of the department wants to suggest a project by Friday.

22. Customer demand for this product has been dropping off recently.

ア. Customers have recently learned about this product and are demanding it.

イ. Demand for this product by customers has been increasing little by little recently.

ウ. The level of demand for this product by customers has been steady lately.

エ. The number of customers who desire this product has been declining lately.

23. Hemingway set about writing his first novel in the fall of 1925.

ア. Hemingway continued writing his first novel in the autumn of 1925.

イ. Hemingway postponed writing his first novel in the fall of 1925.

ウ. In the autumn of 1925, Hemingway began to write his first novel.

エ. In the fall of 1925, Hemingway finished writing his first novel.

24. You must come across many different people in your work.

　ア．In your job, you surely have arguments with a lot of different people.

　イ．In your work, you must encounter many different people.

　ウ．You certainly have to negotiate with many different people in your job.

　エ．You have to have patience with a lot of different people in your work.

Ⅴ　次の（a）に示される意味を持ち，かつ（b）の英文の空所に入れるのに最も適した
　　語を，それぞれア～エから一つ選べ。

25.　（a）calm and serious behavior that makes people respect you
　　　（b）Although she is only 12, Mary conducts herself with great
　　　　　（　　　）.
　　　　　ア．dignity　　　　　　　　　　　イ．enthusiasm
　　　　　ウ．pride　　　　　　　　　　　　エ．satisfaction

26.　（a）a region of a country bordering another
　　　（b）The Roman Empire had to defend a large（　　　）in the east.
　　　　　ア．frontier　　　　　　　　　　　イ．neighborhood
　　　　　ウ．space　　　　　　　　　　　　エ．state

27.　（a）to change something slightly so that it works better, fits better,
　　　　　or is more suitable
　　　（b）Will you（　　　）the temperature on the air conditioner?
　　　　　ア．adjust　　　　　　　　　　　　イ．operate
　　　　　ウ．relieve　　　　　　　　　　　　エ．transform

28.　（a）to make a situation or activity continue in the same way
　　　（b）The car（　　　）its speed as it crashed into the wall.
　　　　　ア．accelerated　　　　　　　　　イ．extinguished
　　　　　ウ．maintained　　　　　　　　　　エ．terminated

29.　（a）strange or unusual
　　　（b）Joe often had many（　　　）ideas about the most common
　　　　　things.
　　　　　ア．flexible　　　イ．liberal　　　ウ．peculiar　　　エ．rigid

Ⅵ　次の［A］〜［D］の日本文に合うように，空所にそれぞれア〜カの適当な語句を入れ，英文を完成させよ。解答は番号で指定された空所に入れるもののみをマークせよ。なお，文頭に来る語も小文字にしてある。

［A］　世界に平和と正義をもたらすために何が必要かを考えてみましょう。

Let us consider （　30　）（　　）（　　）（　31　）（　　）（　　）and justice in the world.

ア．be peace　　　　イ．for　　　　　　ウ．is needed

エ．there　　　　　オ．to　　　　　　　カ．what

［B］　様々な客の要望に応えるような新商品の開発にはとても費用がかかる。

It costs so （　　）（　32　）（　　）（　　）（　33　）（　　）different kinds of customers' demands.

ア．develop　　　　イ．meet　　　　　ウ．much

エ．new products　　オ．that　　　　　カ．to

［C］　外国の人たちとやりとりをする場合，率直すぎると見なされるのを避けるべきである。

（　　）（　　）（　　）（　34　）（　　）（　35　）straightforward when communicating with people from foreign countries.

ア．as　　　　　　イ．avoid　　　　　ウ．being regarded

エ．should　　　　オ．too　　　　　　カ．you

［D］　野生動物を保護することがどれほど難しいか，かつてほとんど注目されていなかったことは確かだ。

I am convinced that （　　）（　36　）（　　）（　　）（　37　）（　　）difficult it is to conserve wildlife.

ア．be taken　　　　イ．how　　　　　ウ．notice

エ．of　　　　　　オ．too little　　　カ．used to

Ⅶ 次の英文を読み，あとの問いに答えよ。

When promoting a product around the world, it benefits companies to understand local customs in detail. Knowing what appeals to potential customers, as well as knowledge of the "do's and don'ts" of each market, can help a product to be successful.

When it comes to the name of the product, the most important thing to consider is the local language. It may seem obvious, but companies often make mistakes. For example, Coca Cola tried to write their name in Chinese as 蝌蝌啃蠟 (Ke-kou-ke-la). However, they soon found out this meant "Bite The Wax Tadpole*." Of course, this sounded so silly that the company had to take down all the posters! The name was later changed into more appropriate Chinese characters (可口可樂) meaning, "The more you drink, the more fun you will have."

There are other things to think about, too. Different traditions mean that even simple things like colors or numbers can affect the success of a product. For example, in some cultures there are unlucky colors, such as black in Japan or white in China. Some cultures think that certain numbers are unlucky. Many hotels in the USA or the UK do not have a room 13 or 13th floor. Japanese airlines do not have the seat numbers 4 or 9. It would be very unwise to use these unlucky colors or numbers in your product or advertising.

Finally, different cultures have different concepts of relationships between men and women. It may make certain pictures unsuitable for some cultures. For example, though it is common to see pictures of couples kissing each other on posters in the USA, such images would make Muslims in the Middle East very embarrassed.

Even when a product is the same, its sales success depends on how appropriately and effectively it appeals to people in different countries. Knowing such things is the golden rule of doing global business. So when preparing to do business in a foreign country, you should investigate the language and customs there. An American president once said that the money you earn depends on the knowledge you learn in life.

　*tadpole　「オタマジャクシ」

問1　本文の第1段落の内容に合うものとして最も適当なものを，ア～エから一つ選べ。(38)

　　ア．Deep knowledge about customers in different cultures has little to do with the successful promotion of a product.

　　イ．It is essential that companies all around the world promote their products in accordance with their own country's culture.

　　ウ．Knowing either a local market's rules or its customers is enough for a product to sell successfully worldwide.

　　エ．Understanding local traditions offers some advantages when companies try to sell products outside of their own countries.

問2　本文の第2段落の内容に<u>合わないもの</u>を，ア～エから一つ選べ。(39)

　　ア．Language differences often cause misunderstandings of the real intentions of companies that attempt to sell their products in foreign countries.

　　イ．The Coca Cola company modified its Chinese name after failing to consider the meaning of the name it originally created.

　　ウ．The Coca Cola company was prompt to realize the mistake they made after choosing the Chinese name of their product.

　　エ．When the Coca Cola company first translated its product's name into Chinese, the name expressed the joy Coca Cola brings.

問3　下線部(40)の内容として最も適当なものを，ア～エから一つ選べ。

　　ア．A lot of hotels in America intentionally skip a certain odd number when assigning floors with numbers.

　　イ．According to traditions in Japan, all numbers that people associate with bad luck are larger than 10.

　　ウ．Belief that the number 13 is unlucky is limited to a single country in the world.

　　エ．Japanese airline companies show no consideration of superstitions when numbering seats.

問 4　本文の第 3 段落の内容に<u>合わないもの</u>を，ア〜エから一つ選べ。(41)

ア．Companies' use of unlucky numbers can be seen as a sign of their appropriate business judgment.

イ．Factors such as colors and numbers, according to each culture's tradition, can influence a product's success.

ウ．What is considered to be an unlucky color by Japanese differs from the one regarded as unlucky by Chinese.

エ．When companies advertise products, it is advisable for them to take into account the significance of colors and numbers.

問 5　下線部(42)の内容として最も適当なものを，ア〜エから一つ選べ。

ア．A kissing scene would be considered shameful in some cultures while not unusual in others.

イ．Pictures of women kissing men would not likely be approved of by Muslims or by American people.

ウ．Public posters frequently seen in one country can always be safely displayed in another country.

エ．What makes people feel uneasy is shared by all countries regardless of cultural differences.

問6　本文の第5段落の内容に合うものとして最も適当なものを，ア～エから一つ選べ。(43)

ア．A successful business requires uniform standards even when a product is being sold in another country.

イ．Effectively making a product appealing to people in foreign countries is irrelevant to its sales.

ウ．Someone said what you learn during your lifetime determines the wealth that you are able to acquire.

エ．There is no such thing as a golden rule to guide companies to succeed in global business.

問7　本文の内容と合うものを，ア～キから二つ選び，(44)と(45)に一つずつマークせよ。ただし，マークする記号（ア，イ，ウ，...）の順序は問わない。

ア．Knowledge of universally accepted practices alone will ensure a successful sale of a product.

イ．In foreign countries, whether product names are properly represented or not may affect potential customers.

ウ．Superstitions about numbers are completely overlooked by business companies in the UK.

エ．In Muslim countries, cultural differences do not interfere with the advertisement of a product.

オ．When companies apply business strategies in the global marketplace, knowing foreign customers' attitudes is insignificant.

カ．Language and customs are indispensable factors which need to be considered if one wishes to make a profit in global business.

キ．It has been said that how much you learn in your lifetime is affected by the amount of money you earn.

化　学

問　題　　　　　28年度

11月 21日試験

Ⅰ　次の設問　1　～　9　に示す記述 a～c のうち，正しい記述の組合せとして最も適切なものを，**解答群**から選び，解答欄にマークせよ。ただし，同じものを何度選んでもよい。

1

a　電子殻は原子核に近い内側から順に K 殻，L 殻，M 殻とよばれ，各電子殻に収容できる電子の最大数は，K 殻から順に 2，8，16 個である。

b　原子の最も外側の電子殻にある電子を価電子とよび，ネオンの価電子の数は 8 個である。

c　天然に存在する元素の多くは，同一元素の原子でも原子核に含まれる中性子の数が違う原子が一定の割合で混ざって存在している。

2

a　一般に，分子結晶は電気伝導性を示さず，イオン結晶と比べて融点が低く，やわらかい。

b　固体には，構成粒子の配列が不規則なものがあり，これをアモルファス（非晶質）という。

c　金属は，自由電子によって金属結合が保たれるため，展性や延性を示す。

| 3 |

a　酢酸と酢酸ナトリウムからなる混合水溶液に塩酸を加えたとき，酢酸イオンはブレンステッド・ローリーの定義において塩基としてはたらく。

b　酢酸と酢酸ナトリウムからなる pH が 4.0 の混合水溶液を水で 10 倍希釈したとき，pH は 5.0 に変化する。

c　酢酸と酢酸ナトリウムからなる混合水溶液では，酢酸と酢酸ナトリウムは，ほぼ同程度電離している。

| 4 |

a　ナトリウムの単体は，常温の水と激しく反応して酸素を発生する。

b　カリウムを含んだ化合物は，炎色反応で黄色を呈する。

c　マグネシウムの単体は，空気中で強熱すると明るい光を放って燃焼し酸化マグネシウムを生じる。

| 5 |

a　鉛(Ⅱ)イオンを含む水溶液に，水酸化ナトリウム水溶液を少量加えると白色沈殿を生じるが，過剰に加えると白色沈殿が溶ける。

b　亜鉛イオンを含む水溶液に，水酸化ナトリウム水溶液を過剰に加えると，テトラアンミン亜鉛(Ⅱ)イオンを生じる。

c　水銀(Ⅱ)イオンを含む水溶液に，硫化水素を通じて生じた沈殿を加熱して昇華させて得られた結晶は黒色である。

| 6 |

a　1-ブテンに臭素分子を反応させた生成物には，鏡像異性体が存在する。

b　2-ブテンに白金を触媒として，水素を反応させた生成物には，幾何異性体が存在する。

c　2-メチルプロペンの構造異性体には，環状構造をもつ飽和炭化水素が存在する。

| 7 |

a　メタンの水素—炭素—水素の結合角は 120° である。

b　プロペンは，すべての原子が同一平面上に位置する。

c　アセチレンの炭素原子間の距離は，エタンの炭素原子間の距離よりも長い。

| 8 |

a　水酸化ナトリウムの存在下で，ベンゼンスルホン酸ナトリウムを高温に加熱して得られる主生成物は，水酸化ナトリウム水溶液にフェノールを加えても生成する。

b　塩化ベンゼンジアゾニウムの水溶液に硫酸を加えて十分に加熱し，気体の発生がおさまったのち，フェノールを作用させるとアゾ色素である *p*-フェニルアゾフェノールが得られる。

c　トルエンを塩基性の過マンガン酸カリウム水溶液と加熱したのち，希塩酸で酸性にして得られる化合物は，ベンズアルデヒドを硫酸酸性の二クロム酸カリウム水溶液と加熱しても生成する。

| 9 |

a　アニリン，安息香酸およびニトロベンゼンを含むジエチルエーテル溶液を分液ロートに入れ，それに希塩酸を加えて振り混ぜて静置したとき，アニリンのみが塩となって下層に移動し，他の化合物と分離できる。

b　3 本の試験管に 1-ヘキセン 1 mL，ヘキサン 1 mL，ベンゼン 1 mL をそれぞれ入れ，硫酸酸性の過マンガン酸カリウム水溶液を 2 mL ずつ加えて振り混ぜると，1-ヘキセンの入った試験管にのみ黒色沈殿が生じる。

c　十分に乾いた 3 本の試験管にベンゼン 3 mL，アセトン 3 mL，1-プロパノール 3 mL をそれぞれ入れたのち，金属ナトリウムの小塊を入れると，ベンゼンの入った試験管と 1-プロパノールの入った試験管で気体が発生する。

1 ～ 9 に対する解答群

① a のみ　　② b のみ　　③ c のみ　　④ a と b

⑤ a と c　　⑥ b と c　　⑦ a と b と c　　⑧ すべて間違い

Ⅱ　溶液の性質に関する文章中の空欄 　10　 〜 　19　 にあてはまる最も適切なものを，それぞれの**解答群**から選び，解答欄にマークせよ。ただし，同じものを何度選んでもよい。また，原子量は　H＝1.0，N＝14，O＝16，S＝32，K＝39，Cu＝64，スクロースの分子量は 342，気体定数は $R＝8.31×10^3\,\mathrm{Pa·L/(mol·K)}$ とする。

　イオン結晶の塩化ナトリウムを少し水に入れると，まず結晶表面にあるナトリウムイオンや塩化物イオンが水分子と引き合い安定化される。この現象を 　10　 という。固体の塩化ナトリウムが水に溶ける量には一定の限度があり，溶解度を超える塩化ナトリウムの固体を水に入れた飽和溶液では，　11　 。

　分子結晶のスクロースも水によく溶けるが，これは 　12　 が水との間に 　13　 を生じることで 　10　 するためである。このスクロース 3.42 g を 27℃で水に溶かして 100 mL としたとき，水溶液の浸透圧は 　14　 ×10^　15　 Pa となる。また，分子結晶のヨウ素をヨウ化カリウム水溶液，四塩化炭素，二硫化炭素にそれぞれ加えたとき，ヨウ素は 　16　 。

　図Ⅱは固体の溶解度曲線を示したものである。この溶解度曲線から，40℃の硝酸カリウムの飽和水溶液 120.0 g を 60℃に加熱すると，最大であと 　17　 g の硝酸カリウムを溶かすことができる。また，硫酸銅（Ⅱ）の飽和水溶液 280.0 g を 60℃から 20℃まで冷却したとき，硫酸銅（Ⅱ）五水和物が 　18　 g 析出することがわかる。このように，溶解度は温度により異なり，一定量の溶媒に溶解する物質の量が温度によって異なることを利用して，固体物質に含まれる少量の不純物を除く操作を 　19　 という。

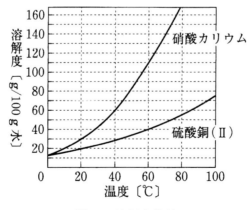

図Ⅱ　溶解度曲線

| 10 | に対する解答群

① 加水分解　② 凝　析　③ けん化　④ 縮　合　⑤ 重　合
⑥ 水　和　⑦ 脱　水　⑧ 脱　離　⑨ 潮　解　⑩ 融　解

| 11 | に対する解答群

① 固体が溶液に溶け出す速さの方が溶液から固体が析出する速さに比べ大きい
② 固体が溶液に溶け出す速さの方が溶液から固体が析出する速さに比べ小さい
③ 固体が溶液に溶け出す速さと溶液から固体が析出する速さが等しい
④ 固体は溶液に溶け出しているが，溶液から固体の析出はおこっていない
⑤ 固体は溶液に溶け出していないが，溶液から固体の析出がおこっている

| 12 | に対する解答群

① アミノ基　② アルデヒド基　③ エステル結合　④ カルボキシ基
⑤ ケトン基　⑥ スルホ基　⑦ ニトロ基　⑧ ヒドロキシ基
⑨ メチル基

| 13 | に対する解答群

① イオン結合　② エステル結合　③ エーテル結合　④ 共有結合
⑤ 金属結合　⑥ グリコシド結合　⑦ 水素結合　⑧ 配位結合

| 14 | に対する解答群

① 1.25　② 2.24　③ 2.49　④ 3.61　⑤ 4.02
⑥ 4.46　⑦ 4.73　⑧ 7.66　⑨ 8.52　⑩ 9.46

| 15 | に対する解答群

① 1　② 2　③ 3　④ 4　⑤ 5
⑥ 6　⑦ 7　⑧ 8　⑨ 9

| 16 | に対する解答群

① ヨウ化カリウム水溶液，四塩化炭素，二硫化炭素のすべてに溶けにくい

② ヨウ化カリウム水溶液のみによく溶ける

③ 四塩化炭素のみによく溶ける

④ 二硫化炭素のみによく溶ける

⑤ ヨウ化カリウム水溶液と四塩化炭素のみによく溶ける

⑥ ヨウ化カリウム水溶液と二硫化炭素のみによく溶ける

⑦ 四塩化炭素と二硫化炭素のみによく溶ける

⑧ ヨウ化カリウム水溶液，四塩化炭素，二硫化炭素のすべてによく溶ける

| 17 | および | 18 | に対する解答群

① 31.8　② 37.5　③ 39.5　④ 50.5　⑤ 56.0

⑥ 60.3　⑦ 65.8　⑧ 70.4　⑨ 74.9　⓪ 80.0

| 19 | に対する解答群

① 化 合　② 過冷却　③ 乾 留　④ 合 成　⑤ クロマトグラフィー

⑥ 再結晶　⑦ 蒸 留　⑧ 昇華法　⑨ 抽 出　⓪ 転 化

ⓐ 分 解　ⓑ 分 留

Ⅲ　電池に関する文章中の空欄　20　～　30　にあてはまる最も適切なものを，それぞれの**解答群**から選び，解答欄にマークせよ。ただし，同じものを何度選んでもよい。また，原子量は H = 1.0，O = 16，S = 32，Cu = 64，Zn = 65，Pb = 207，ファラデー定数は $F = 9.65 \times 10^4$ C/mol とする。

　電池を放電させるとき，電子は導線を通って　20　に流れる。1836年に考案されたダニエル電池の構成は　21　のように表される。ダニエル電池の両極を導線で結ぶと外部に電流が流れ，放電するにしたがって　22　なり，　23　の濃度を高くしておくと，長時間放電することができる。

　鉛蓄電池の構成は　24　のように表され，外部から放電時とは逆向きに電流を流すと起電力を回復させることができるため，自動車のバッテリーなどに用いられている。放電のときに，　25　は酸化剤としてはたらいている。鉛蓄電池は，2.5 A の電流を 3 時間13分間放電したとき，負極の質量はおよそ　26　g，正極の質量はおよそ　27　g 増加する。放電後の鉛蓄電池の電解液の質量が100 g，硫酸の質量パーセント濃度が20%であったとすると，放電前の硫酸の質量パーセント濃度はおよそ　28　%であったと考えられる。

　近年，燃料電池には，図Ⅲに示される仕組みがよく使用され，図Ⅲ中のA～Dの主たる物質として適切な組合せは，　29　である。また，図Ⅲの両方の電極には一般に　30　が触媒として含まれ，室温でもゆっくりとAは酸化され，Bは還元される。燃料電池が自動車の動力源として普及が進められているのは，放電に伴う生成物が主にCであり，環境への負荷が小さいためである。

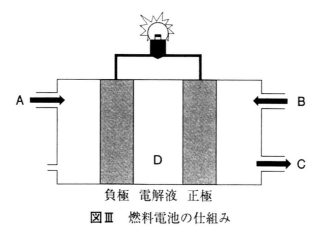

図Ⅲ　燃料電池の仕組み

20 に対する**解答群**

① 負極から正極，電流は正極から負極

② 正極から負極，電流は負極から正極

③ 負極から正極，電流も負極から正極

④ 正極から負極，電流も正極から負極

21 および 24 に対する**解答群**

① $(-)Zn \mid H_2SO_4 \ aq \mid CuSO_4 \ aq \mid Cu(+)$

② $(-)Zn \mid ZnSO_4 \ aq \mid CuSO_4 \ aq \mid Cu(+)$

③ $(-)Cu \mid CuSO_4 \ aq \mid H_2SO_4 \ aq \mid Zn(+)$

④ $(-)Cu \mid CuSO_4 \ aq \mid ZnSO_4 \ aq \mid Zn(+)$

⑤ $(-)Zn \mid CuSO_4 \ aq \mid Cu(+)$　　⑥ $(-)Cu \mid CuSO_4 \ aq \mid Zn(+)$

⑦ $(-)Zn \mid H_2SO_4 \ aq \mid Cu(+)$　　⑧ $(-)Cu \mid H_2SO_4 \ aq \mid Zn(+)$

⑨ $(-)Pb \mid CuSO_4 \ aq \mid Cu(+)$　　⓪ $(-)Cu \mid CuSO_4 \ aq \mid Pb(+)$

ⓐ $(-)Pb \mid H_2SO_4 \ aq \mid Cu(+)$　　ⓑ $(-)Cu \mid H_2SO_4 \ aq \mid Pb(+)$

ⓒ $(-)Pb \mid ZnSO_4 \ aq \mid Zn(+)$　　ⓓ $(-)Zn \mid ZnSO_4 \ aq \mid Pb(+)$

ⓔ $(-)Pb \mid H_2SO_4 \ aq \mid Zn(+)$　　ⓕ $(-)Zn \mid H_2SO_4 \ aq \mid Pb(+)$

ⓖ $(-)PbSO_4 \mid H_2SO_4 \ aq \mid PbO_2(+)$　　ⓗ $(-)PbO_2 \mid H_2SO_4 \ aq \mid PbSO_4(+)$

ⓘ $(-)Pb \mid H_2SO_4 \ aq \mid PbO_2(+)$　　ⓙ $(-)PbO_2 \mid H_2SO_4 \ aq \mid Pb(+)$

22 に対する解答群

① 亜鉛イオンの濃度が高く，銅(Ⅱ)イオンの濃度が低く

② 亜鉛イオンの濃度が高く，鉛(Ⅱ)イオンの濃度が低く

③ 銅(Ⅱ)イオンの濃度が高く，亜鉛イオンの濃度が低く

④ 銅(Ⅱ)イオンの濃度が高く，鉛(Ⅱ)イオンの濃度が低く

⑤ 鉛(Ⅱ)イオンの濃度が高く，亜鉛イオン濃度が低く

⑥ 鉛(Ⅱ)イオンの濃度が高く，銅(Ⅱ)イオン濃度が低く

⑦ 亜鉛イオンおよび銅(Ⅱ)イオンの濃度が両方とも低く

⑧ 亜鉛イオンおよび鉛(Ⅱ)イオンの濃度が両方とも低く

⑨ 銅(Ⅱ)イオンおよび鉛(Ⅱ)イオンの濃度が両方とも低く

⓪ 亜鉛イオンおよび銅(Ⅱ)イオンの濃度が両方とも高く

ⓐ 亜鉛イオンおよび鉛(Ⅱ)イオンの濃度が両方とも高く

ⓑ 銅(Ⅱ)イオンおよび鉛(Ⅱ)イオンの濃度が両方とも高く

ⓒ 硫酸の濃度が高く

ⓓ 硫酸の濃度が低く

23 に対する解答群

① 硫酸銅(Ⅱ)水溶液　　　　② 硫酸亜鉛水溶液　　　　③ 硫　酸

25 および 30 に対する解答群

① 亜　鉛　　② 酸化鉛(Ⅳ)　　③ 銅　　④ 鉛

⑤ 硫酸鉛(Ⅱ)　　⑥ 白　金　　⑦ 鉄　　⑧ ニッケル

26 ～ 28 に対する解答群

① 0.2　　② 0.7　　③ 2　　④ 7　　⑤ 10

⑥ 14　　⑦ 19　　⑧ 24　　⑨ 29　　⓪ 33

ⓐ 36　　ⓑ 40　　ⓒ 48　　ⓓ 52　　ⓔ 64

ⓕ 72　　ⓖ 84　　ⓗ 96　　ⓘ 112　　ⓙ 124

| 29 | に対する解答群 |

	A	B	C	D
①	酸　素	水　素	水	リン酸水溶液
②	酸　素	水　素	水	過酸化水素水
③	酸　素	水	水　素	過酸化水素水
④	水	水　素	酸　素	リン酸水溶液
⑤	水	水　素	酸　素	過酸化水素水
⑥	水	酸　素	水　素	リン酸水溶液
⑦	水	酸　素	水　素	過酸化水素水
⑧	水　素	酸　素	水	リン酸水溶液
⑨	水　素	水	酸　素	リン酸水溶液
⓪	水　素	水	酸　素	過酸化水素水

Ⅳ　糖類に関する文章中の空欄　$\boxed{\text{31}}$　～　$\boxed{\text{40}}$　にあてはまる最も適切なものを，それぞれの**解答群**から選び，解答欄にマークせよ。ただし，同じものを何度選んでもよい。また，原子量は H＝1.0，C＝12，O＝16とする。

動物体内では多糖であるグリコーゲンがエネルギー源として蓄えられており，必要に応じて加水分解されてグルコース $C_6H_{12}O_6$ となり，血液中に入る。成人が活動する際，グリコーゲン由来のグルコースのみが使われるとすると，1 日当たり 8409 kJ のエネルギーを得るためには，次の熱化学方程式(1)から，グリコーゲンがおよそ　$\boxed{\text{31}}$　g 必要になる。

$$C_6H_{12}O_6 + 6O_2(気) = 6CO_2(気) + 6H_2O(液) + 2803\,kJ \qquad (1)$$

植物中では，多糖が光合成によりつくられ，グルコースの 1 位と 4 位でグリコシド結合し，約 80℃の温水に可溶なものはアミロースとよばれている。アミロースは希酸や酵素により，二糖である　$\boxed{\text{32}}$　になり，さらに希酸や酵素により，グルコースまで分解される。グルコースは，酵母のはたらきによるアルコール発酵で，エタノールと　$\boxed{\text{33}}$　に分解される。エタノールは，アルコール飲料の成分であり，消毒剤，溶剤，様々な有機化合物の原料としても利用されている。また，エタノールを酸化すると，まず　$\boxed{\text{34}}$　が得られ，さらに酸化が進むと　$\boxed{\text{35}}$　となる。　$\boxed{\text{35}}$　は食用に使われるほか，合成繊維や医薬品，染料，香料などの原料にもなる。その一例として，　$\boxed{\text{35}}$　とエタノールの混合物に濃硫酸を少量加えて熱すると　$\boxed{\text{36}}$　が進行し，塗料の溶剤や香料となる液体が得られる。

グルコースの水溶液をアンモニア性硝酸銀溶液に加えて加熱すると，銀鏡反応を示す。これは結晶中では還元性をもたない環状構造のグルコースが，水溶液中では　$\boxed{\text{37}}$　をもつ鎖状構造を含む平衡状態をとることから理解できる。銀鏡反応を示すとき，グルコースは　$\boxed{\text{38}}$　されている。グルコース以外にもこの反応を示す単糖や二糖の水溶液があるが，単糖や二糖のうち　$\boxed{\text{39}}$　はこの反応を示さない。また，グルコースをフェーリング液に加えて加熱すると，　$\boxed{\text{40}}$　の赤色沈殿を生じる。

31 に対する解答群

① 108　　② 162　　③ 180　　④ 192　　⑤ 264

⑥ 324　　⑦ 486　　⑧ 540　　⑨ 792　　⓪ 972

32 および 39 に対する解答群

① アミロペクチン　　② ガラクトース　　③ スクロース

④ セルロース　　⑤ セロビオース　　⑥ デキストリン

⑦ フルクトース　　⑧ マルトース　　⑨ ラクトース

33 ～ 35 に対する解答群

① アジピン酸　　② アセトン　　③ アセトアルデヒド

④ 一酸化炭素　　⑤ 過酸化水素　　⑥ ギ 酸

⑦ 酢 酸　　⑧ 酸 素　　⑨ シュウ酸

⓪ 水 素　　ⓐ 二酸化炭素　　ⓑ 乳 酸

ⓒ ホルムアルデヒド　　ⓓ 水　　ⓔ メタノール

36 および 38 に対する解答群

① アセタール化　　② エステル化　　③ 塩素化

④ 還 元　　⑤ けん化　　⑥ 酸 化

⑦ ジアゾ化　　⑧ 重 合　　⑨ 付 加

37 に対する解答群

① アルデヒド基　　② エーテル結合　　③ エステル結合

④ カルボキシ基　　⑤ ケトン基

40 に対する解答群

① クロム酸銀　　② 酸化銅（Ⅰ）　　③ 酸化銅（Ⅱ）

④ 硝酸銀　　⑤ 水酸化鉄（Ⅲ）　　⑥ 水酸化銅（Ⅱ）

⑦ チオシアン酸カリウム　　⑧ 硫化水銀（Ⅱ）

英 語

解答

28年度

I

〔解答〕
1. ウ　　2. ア　　3. エ　　4. ウ　　5. エ　　6. エ

〔出題者が求めたポイント〕
1. 直後に「追加で8ドルかかります」と述べている。
2. 直後に「20分しかかかりません」と答えている。
3. 後に「到着するまで待っている」と述べている。
4. 直後に否定して、「もっとやりがいのあることをしたい」と述べている。
5. 後に修理の話題が続いている。
6. 前後の話題から、バイクの乗車の経験。

〔全訳〕
A：おはようございます。チェックアウトします。ルームキーです。
B：ありがとうございます。部屋の冷蔵庫から何かお取りになりましたか？
A： 1
B：かしこまりました。そうしますと、追加で8ドルになります。合計料金が259ドルです。
A：クレジットカードで払います。
B：ありがとうございます。何か他にございますか？
A：空港へはどうやって行けばいいですか？あと3時間で出発の飛行機に乗ります。
B：無料のシャトルバスをお使いになるのが一番いいです。当ホテルのお客様であればご利用できます。
A：それはいいですね。 2
B：はい、20分しかかかりません。なので、空港でかなり時間があるでしょう。
A：次のバスはいつ出ますかね？
B： 3
A：よかった。お店でお土産を買って、バスが来るのを待ちます。
　1.　ア．そこでは何も取らなかったです。
　　　イ．部屋に冷蔵庫があるのを知りませんでした。
　　　ウ．オレンジジュース1缶と水1本を取りました。
　　　エ．部屋で楽しい時間が過ごせました。
　2.　ア．空港まですぐに着きますか？
　　　イ．いつ乗ればいいですか？
　　　ウ．何時にシャトルバスに乗れますか？
　　　エ．定刻に空港に着きますか？
　3.　ア．ちょうど出発するところです。
　　　イ．今日の最終のシャトルバスは出発してしまいました。
　　　ウ．もう、次のシャトルバスがホテルの入り口で待っています。
　　　エ．約10分で来ます。

〔B〕
A：仕事を辞めて、新しい仕事を探そうと思っているんです。
B： 4

A：いや、全然大変ではないんです。もっとやりがいのあることをしたいんです。
B：どんな仕事をしたいか考えてはいるのですか？
A：いや、あまり考えてはないんです。何かありますかね？
B：趣味に関係する仕事をしてみたらどうですか。
A：バイクに乗ることですか？
B：そうですよ。多分、 5
A：ええ、詳しくはないですけど。物を修理するのはあまり得意じゃないんです。
B：バイク店の販売員になったらどうですか。バイクのことはよく知っていますよね。
A：その通りです。
B： 6
A：それじゃあ15年ですか！インターネットで求人を探したらどうですか。
　4.　ア．仕事を変えてうれしいですか？
　　　イ．もう職探しは始めたんですか。
　　　ウ．今の仕事が大変なんですか？
　　　エ．仕事を楽に見つけられましたか。
　5.　ア．新しいバイク製品を宣伝できるでしょう。
　　　イ．新しいスタイルのバイクを設計できるでしょう。
　　　ウ．バイク用品を売れるでしょう。
　　　エ．バイクの修理できるでしょう。
　6.　ア．運転教習を終了したばかりです。
　　　イ．最近オンラインショップを開設しました。
　　　ウ．インターネットで求人サイトをずっと見ています。
　　　エ．大学生の時から乗っていますから。

II

〔解答〕
7. ク　　8. オ　　9. ア　　10. キ　　11. エ　　12. ウ

〔出題者が求めたポイント〕
(7) ＜ the+最上級＞「最も悪い」
(8)「それぞれ」
(9)「忙しい」
(10)「調査」
(11)「理由」
(12) ＜ every＋単数名詞＞「どの〜も」

〔全訳〕
　あなたのご両親は、どのくらい有給休暇をとっていますか。統計によると、日本人の労働者は、平均で年間5日しか有給休暇を取っておらず、取得可能な13日間のわずか38％しか取っていなくて、先進国の中では、最も取得率が悪いことが分かっています。他の国の労働者はもっと有給休暇を取っています。例えば、フランスは100％、香港100％、アメリカ83％、韓国は70％の取得率です。各国それぞれ、37日、12日、16日、10日の有

給休暇を取っています。日本人は働くのがそんなに好きなのか、それとも忙し過ぎるのでしょうか？調査によると、日本人は休暇を取る余裕がないと思っていて、同僚は他の同僚が休暇を取るのを望んでいないのではないかと心配しています。これは有給休暇を取らない理由としては、非常に珍しいです。ドイツでは「休暇法」という法律があります。この法律では、どの労働者も年間で約 4 週間の休暇を取らなければなりません。また、この内 2 週間は連続して取らなければなりません。なんと大きな違いなんでしょう。日本も同様の法律を作るべきです。

Ⅲ
〔解答〕
13. イ　　14. ウ　　15. ア　　16. エ　　17. イ
18. エ　　19. ア　　20. エ

〔出題者が求めたポイント〕
13. 元の文は、Nancy was also a member of the soccer club.
14. 主語が The economic agenda なので受動態の文になる。＜ be 動詞 + being +過去分詞＞は進行形の受動態。
15. ＜as ～ as…＞の原級の文。It は to take supplements を受ける形式主語。
16. ＜ with +名詞+分詞＞の付帯状況。
17. there から job までが完全文（欠落がない文）なので主語を作る接続詞の That。
18. 形容詞 comfortable を修飾する副詞的用法の不定詞。元は、sit on the sofa なので、on が必要。
19. widely 以下が issue を修飾するので形容詞用法の分詞を選ぶ。課題は議論されるので過去分詞。
20. ＜ those present ＞「出席者」

〔正解を入れた英文の訳〕
13. 私はかつてそのサッカー部に所属していて、ナンシーも部員でした。
14. 新たな協定で提案された経済協議事項について、テレビで熱い討論がなされていた。
15. 減量するためにサプリメントを飲むことは運動するのと同じくらい効果的です。
16. 多数のロボットが急速に労働者の代わりとなっていて、世界の労働者が職を失っている。
17. ある種の病気が存在しているのは、我々の食事と密接な関係がある。
18. このカバーを使うともっと座り心地がよくなるでしょう。
19. 我々がグローバル化の難題にうまく対処できるかどうかは、広く議論されている政治的課題である。
20. 圧倒的多数の出席者が、都市開発計画を受け入れることを拒否した。

Ⅳ
〔解答〕
21. ア　　22. エ　　23. ウ　　24. イ

〔出題者が求めたポイント〕
動詞句の熟語の言い換えがポイント。
21. wrap up ～「（仕事など）を終わりにする」。finish で言い換えているアが正解。
22. drop off「減る、衰える」を decline で言い換えているエが正解。
23. set about ～ ing「～に取りかかる」なので、begin to do ～で言い換えているウが正解。
24. come across ～「～に会う、出くわす」を encounter で言い換えているイが正解。

〔全訳〕
21. 部長はそのプロジェクトを金曜日までに終わらせることを望んでいる。
22. この製品の顧客の需要が最近下がっている。
23. ヘミングウェイは 1925 年の秋に、初めての小説の執筆に取りかかった。
24. 仕事ではいろいろな人に会わなければならない。

Ⅴ
〔解答〕
25. ア　　26. ア　　27. ア　　28. ウ　　29. ウ

〔全訳〕
25. (a)尊敬される静かで厳粛なふるまい
　　(b)まだ 12 歳だけれども、メアリーはとても威厳のある態度を取る。
26. (a)隣接する国との境目になる地域
　　(b)ローマ帝国は東にある大きな国境を守らなければならなかった。
27. (a)よりよい状態に整えるためにわずかに変えること
　　(b)エアコンの温度を調節してもらえますか。
28. (a)ある状態や行動を同様に続ける
　　(b)その車は、壁に衝突した時に、スピードを（落とさずに）維持していた。
29. (a)変な、普通でない
　　(b)ジョーはごく一般的なことについて変わった考え方をすることが多かった。

Ⅵ
〔解答〕
(30) カ　　(31) エ　　(32) カ　　(33) オ　　(34) ウ
(35) オ　　(36) ウ　　(37) エ

〔完成した英文と解法のポイント〕
[A] Let us consider what is needed for there to be peace and justice in the world.
「何が必要か」は what is needed
there は to be 以下の不定詞の意味上の主語。
[B] It costs so much to develop new products that meet different kinds of customers' demands.
「～の要望に応える」は meet ～ demands
that は products を先行詞とする関係代名詞。
[C] You should avoid being regarded as too straightforward when communicating with people from foreign countries.

「～することを避ける」は avoid ～ ing
being regarded as…は regard ～ as …「～を…とみ
なす」を受動態にした動名詞句。

[D] I am convinced that too little <u>notice</u> used to be
taken <u>of</u> how difficult it is to conserve wildlife.
that 以下は take notice of ～「～を注目する」が受動
態となった文。

Ⅶ
〔解答〕
(38)エ　　　(39)エ　　　(40)ア　　　(41)ア　　　(42)ア
(43)ウ　　　(44)イ　　　(45)カ　　　(44)(45)は順不同

〔解答の選択肢の意味〕
（下線部が本文と合っていないところ）

問1．ア．異なった文化の習慣を深く理解することと商
品をうまく宣伝することとは<u>ほとんど関係がない。</u>
イ．世界中の企業は<u>自国の文化に従って商品を宣伝す</u>
ることが不可欠である。
ウ．<u>ある地域の市場の決まりか、顧客のどちらかを知</u>
ることで、世界での販売の成功には十分である。
エ．企業が自国以外で商品を販売する際に、地域の伝
統を理解するといくらかの利点がある。

問2．ア．言葉の違いによって、海外で商品を販売し
ようとする企業の真の狙いに、誤解が生じることは
よくある。
イ．コカ・コーラ社は最初に作った商品名の意味を取
り違えた後、中国語の表記を変えた。
ウ．コカ・コーラ社は商品の中国語の表記を選んだ後
に、間違いにすぐに気づいた。
エ．コカ・コーラ社が<u>最初に商品名を中国語にした時</u>
<u>に</u>、その商品名にはコカ・コーラを飲むと楽しくな
ると表されていた。

問3．ア．アメリカの多くのホテルでは、階に番号を割
り当てる際に、ある奇数の番号を意図的に避けてい
る。
イ．日本の伝統に従うと、<u>不運を連想するすべての数</u>
<u>字は 10 以上である。</u>
ウ．13 が縁起の悪い数字であると信じている国は、
<u>世界で 1 カ国に限られる。</u>
エ．日本の航空会社は席に番号を付ける際に、<u>迷信を</u>
<u>考慮していない。</u>

問4．ア．企業が縁起の悪い番号を使用することは、<u>適</u>
<u>切な営業判断であると思える。</u>
イ．色や数字のような要素は、各文化の伝統に従うと、
商品の売り上げの成功に影響することがある。
ウ．日本と中国で縁起が悪いと思われている色は異な
る。
エ．企業が商品を宣伝する際には、色や数字の重要性
を考慮することが望ましい。

問5．ア．キスシーンが珍しくない文化もあるが、いか
がわしいと思われる文化もある。
イ．男女がキスしている写真はイスラム教徒や<u>アメリ</u>
<u>カ人に認められないだろう。</u>

ウ．ある国でよく目にする公共のポスターは、<u>ほかの</u>
<u>国でも常に問題なく掲示できる。</u>
エ．人が不愉快に思うことは、<u>文化の違いに関係なく、</u>
<u>すべての国で共有される。</u>

問6．ア．事業が成功するには、商品が海外で販売され
<u>る時でさえも、統一基準が必要となる。</u>
イ．海外で効果的に商品力を強化することと、その売
<u>り上げは無関係である。</u>
ウ．人は生涯で学んだことで、手にできる富が決まる
と言った人がいる。
エ．企業がグローバル事業で成功することを導く<u>鉄則</u>
<u>のようなものはない。</u>

問7．ア．広く受け入れられている慣行を知ることだけ
<u>で</u>、商品の売り上げの成功が約束される。
イ．外国では、商品名が適切に表現されているかいな
いかが、将来的な顧客に影響することがある。
（第2段落に記述あり。）
ウ．数字に関する迷信は、<u>イギリスでは、企業に完全</u>
<u>に見落とされている。</u>
エ．イスラムの国では、文化の違いが商品の広告の<u>妨</u>
<u>げとなることはない。</u>
オ．企業が世界市場で事業戦略を適用する際に、顧客
の気持ちを知ることは<u>重要ではない。</u>
カ．グローバルな事業で利益を得たいならば、言語と
習慣は考慮しなければならない不可欠な要素であ
る。（第5段落に記述あり。）
キ．<u>生涯でどれだけ知識を得るかは、稼ぐお金の合計</u>
<u>に左右させる。</u>

〔全訳〕
　世界で商品を宣伝すると、企業が地域の習慣を詳細に
理解するのに役立つ。それぞれの市場で(すべきことと
してはいけない)決まりを知るだけでなく、将来的に顧
客となる人に何を訴えたらいいか知ることが、商品が売
れることに役立つだろう。
　商品名で一番考慮すべきことは、その土地の言葉であ
る。当然のことだが、企業は間違いをしてしまうことが
よくある。例えばコカ・コーラは中国で商品名を「蝌蝌
啃蠟」と表記しようとした。ところが、これが「おたま
じゃくしを噛む」という意味だとすぐにわかった。当然、
これでは非常におかしいので、企業はすべてのポスター
を撤去しなければならなかった。商品名は後に「飲めば
飲むほど楽しくなる」という意味の「可口可樂」に変え
られた。
　また、ほかにも考えなければならないことがある。伝
統が異なれば、色や数字のような些細なものでも商品の
売り上げの成功に影響することがある。例えば、日本で
は黒、中国では白のように縁起の悪い色を持つ文化があ
る。特定の数字を縁起が悪いと考える文化もある。アメ
リカやイギリスの多くのホテルには、13 号室や 13 階が
ない。日本の旅客機には 4 や 9 の座席番号がない。商品
や広告にこういった縁起の悪い番号を使うのは勧められ
ない。
　最後に、文化が異なると男女の関係についての考え方

も違ってくる。そういった違いのために、特定の写真が好ましくない文化もある。例えば、アメリカでは恋人同士がキスをいている写真をポスターで目にするのは普通のことだ。ところが、そのような映像を見たら、中東のイスラム教徒は戸惑ってしまう。

　同じ商品だとしても、売り上げが成功するかは、異なった国の人々にどれだけ適切かつ効果的に訴えかけるかにかかっている。そういったことを知ることはグローバルに事業展開する上での鉄則である。だから外国で事業展開をするのに備える時は、その国の言語と習慣を調べるべきである。「どれだけお金を稼げるかは人生で学んだ知識に左右される」と、あるアメリカ人の社長が、かつて言っていた。

化 学

解答　　28年度

I

[解答]

1. ③　2. ⑦　3. ①　4. ③　5. ①
6. ⑤　7. ⑧　8. ⑤　9. ④

[解答までのプロセス]

1. a　正しくは，K 殻から純に 2, 8, 18 個である。
   b　「価電子」は，最外殻電子のうち，結合などに関与するものを指す。ネオンの価電子は 0 個。
2. 全て正しい。
3. a　ブレンステッド・ローリーの定義では，H^+ を取り込むものが塩基である。酢酸イオンは塩基を加えると，H^+ を取り込んで酢酸（分子）となる。
   $$CH_3COO^- + H_3O^+ \longrightarrow CH_3COOH + H_2O$$
   b　酢酸と酢酸ナトリウムを混ぜた緩衝溶液では，pH はそれぞれの濃度の比によって決まる。溶液を希釈しても比は変わらないので，pH は変化しない。
   c　酢酸ナトリウムはほぼ全て電離するのに対し，酢酸は酢酸ナトリウムの電離によって生じた酢酸イオンによって，ルシャトリエの原理から，電離しにくくなる。
4. a　反応式は，
   $$2Na + 2H_2O \longrightarrow 2NaOH + H_2$$
   発生するのは水素。誤り。
   b　カリウムの炎色反応は紫。（黄はナトリウム）
5. b　亜鉛イオンを含む溶液に NaOH を過剰に加えて生成するのは，テトラヒドロキシド亜鉛（II）酸イオン。
   c　水銀（II）イオンを含む水溶液に硫化水素を通じると，黒色の硫化水銀（II）になるが，これを昇華すると，より安定な朱色の硫化水銀（II）となる。
6. a　1－ブテンに臭素を反応させてできるのは，
   CH₂-C˙H-CH₂CH₃
   　│　│
   　Br　Br
   左から 2 番目の炭素が不斉炭素原子。
   b　2－ブテンに水素を反応させてできるのはブタンなので，幾何異性体はない。
   c　2－メチルプロペン（C_4H_8）には，環状の異性体であるシクロプロパンが存在する。
7. a　メタンは，H 原子を正四面体の頂点とする構造をとるので，120℃にはならない。
   b　プロペンの構造のうち，同一平面上にあるのは，

   H＼　　１　／H
   　　C＝C
   H／　　　＼３／H
   　　　　　C┈┈H
   　　　　　│
   　　　　　H

   1, 2, 3, の C 原子と，1, 2 の C についている H 原子であり，3 の C 原子についた H 原子は同一面にない。
   c　アセチレンの炭素原子間の結合は三重結合であり，エタンの単結合より短い。
8. b　塩化ベンゼンジアゾニウムは加熱によりフェノールになるので，反応は氷冷下で行う。
9. a　アニリン，安息香酸，ニトロベンゼンのうち，アニリンのみが希塩酸と反応して水にとけるようになる。
   b　ヘキセン，ヘキサン，ベンゼンのうち，過マンガン酸カリウムと反応するのはヘキセンのみ。このとき二重結合が切れてカルボニル化合物がつくられ，同時に MnO_2 が沈殿する。
   c　ベンゼン，アセトン，1－プロパノールのうち，単体のナトリウムと反応するのは，1－プロパノールのみ。

II

[解答]

10. ⑥　11. ③　12. ⑧　13. ⑦　14. ③
15. ⑤　16. ⑧　17. ②　18. ⑧　19. ⑥

[解答までのプロセス]

14, 15. スクロース（分子量 342）3.42 g ＝ 0.01 mol なので，ファントホッフの式から，
$$\Pi \times 0.1 = \frac{0.01}{0.1} \times 8.31 \times 10^3 \times 300 = 2.493 \times 10^5 (Pa)$$

16. ヨウ素は無極性分子なので，四塩化炭素や二硫化炭素などの無極性溶媒によくとける。
   また，I^- とは I_3^- を形成するので，ヨウ化物イオンを含む水溶液にもよくとける。

17.
	溶液	溶質	溶媒 (g)
40℃	120	45	75
↓			↓
60℃	157.5	82.5	75

82.5 − 45 = 37.5 g

18.
	溶液	溶質	溶媒
60℃	280	80	200
↓	↓		
20℃	280 − x	80 − $\frac{160}{250}x$	200 − $\frac{90}{250}x$
	120	20	100

同じ比

∴　$x = 70.4\cdots(g)$

III

[解答]

20. ①　21. ②　22. ①　23. ①　24. ⓘ
25. ②　26. ⑥　27. ⑤　28. ⓑ　29. ⑧
30. ⑥

[解答までのプロセス]

22．23．ダニエル電池の正極，負極の反応はそれぞれ，

(正極)$Cu^{2+} + 2e^- \longrightarrow Cu$

(負極)$Zn \longrightarrow Zn^{2+} + 2e^-$

であるから，放電を続けると Zn^{2+} の濃度は増加し，Cu^{2+} は減少する。そのため，電池を長持ちさせるには，Cu^{2+} の濃度を大きくしておけばよい。

26．27．2.5A で 3 時間 13 分放電したとき，流れる電子は

$$(3 \times 60 + 13) \times 60 \times 2.5 = 9.65 \times 10^4 \times x$$

$$x = 0.30 (mol)$$

これに対して反応する Pb や PbO_2 は，0.15 mol であるから，質量増加は，

(正極)($PbSO_4$ の式量 $- PbO_2$ の式量)$\times 0.15 = 9.6$ g

(負極)($PbSO_4$ の式量 $- Pb$ の式量)$\times 0.15 = 14.4$ g

28．電子が 0.3 mol 流れたとき，溶液では H_2SO_4 が 0.3 mol = 29.4 g 減少し，H_2O が 0.3 mol = 5.4 g 増加している。すなわち，元の溶液の質量は，$100 - 5.4 + 29.4 = 124 (g)$。元の硫酸の質量は $100 \times 0.20 + 29.4 = 49.4$ なので，

$$\frac{49.4}{124} = 0.398 \cdots \quad \therefore 40\%$$

Ⅳ

[解答]

31．⑦　　32．⑧　　33．ⓐ　　34．③　　35．⑦

36．②　　37．①　　38．⑥　　39．③　　40．②

[解答までのプロセス]

31．8409kJ を得るためには，グルコースは 3 mol = 540 g 必要。

グリコーゲン

$(C_6H_{10}O_5)n + nH_2O = nC_6H_{10}O_5$

162n　　　18n　　　180n

486 g　　54 g　　540 g

グリコーゲンは 486 g 必要。

33．アルコール発酵の化学反応は

$$C_6H_{12}O_6 \longrightarrow 2C_2H_5OH + 2CO_2$$

エタノールと共に生成するのは CO_2 である。

34．35．36．エタノールを酸化すると，

$$C_2H_5OH \longrightarrow CH_3CHO \longrightarrow CH_3COOH$$

エタノール　　アセトアルデヒド　　酢酸

酢酸はカルボン酸なので，エタノールなどのアルコールと反応し，エステルを生成する。

39．40．スクロースを分解してできるグルコースとフルクトースには還元性があるが，スクロース自身には還元性はない。これはグルコースやフルクトースが還元性を示す構造に変化する部分が結合に酸化するためである。

平成27年度

問 題 と 解 説

英　語

問　題

27年度

I　次の対話文の空所に入れるのに最も適当なものを，それぞれア～エから一つ選べ。

〔A〕

A：Hi, Jim. How was your weekend?

B：It was great. I went to Himeji to visit the castle.

A：Really? Was it your first time to go?

B：_____1_____

A：Wow. So why did you go again?

B：A friend of mine had never seen the castle, so I went with him.

A：_____2_____

B：He thought it was really beautiful. And the weather was great, too.

A：Did you get any nice photos of the castle?

B：Yeah, I took more than fifty pictures and some were really good.

A：I'd like to see your pictures sometime. _____3_____

B：Yes, I'll print the best ones tomorrow, then we can look at them.

A：Thanks. That would be great.

1．ア．I was free so I decided to go.

　　イ．I was happy to have a chance to go.

　　ウ．I was there a few years ago.

　　エ．It was my first time actually.

2．ア．How did your friend like the castle?

　　イ．What did he do at the castle?

　　ウ．What did your friend think of the people?

　　エ．Why did he think it was so nice?

3．ア．Can I take some with your camera?

　　イ．Could you show them to me?

　　ウ．Should I show you some of them later at lunch?

　　エ．Will you print out the really good ones now?

〔B〕

A： Next please. Can I help you?

B： Hello. I'm planning to go to America.

A： A trip to America. Where exactly do you want to go and when?

B： _____4_____

A： I'll check flights for you now. Do you want a one-way or round-trip ticket?

B： One-way. I'm going to stay for about three months, I think.

A： OK. How many people will be traveling with you?

B： _____5_____

A： So does that mean you need a reservation for two?

B： No, just one. I'm going alone first, and then we're meeting in Los Angeles. It's our first overseas trip together.

A： That's nice. _____6_____

B： We haven't decided, but probably two or three places.

4． ア． I'd like to check in for the flight to Los Angeles.

　　イ． I'd like to fly to Los Angeles sometime in August.

　　ウ． I think going on a trip sometime would be a nice idea.

　　エ． I think taking a cruise to America in the summer would be great.

5． ア． I'll be going with my parents.

　　イ． I'll be traveling alone on this trip.

　　ウ． I'm going with my brother.

　　エ． I'm traveling with my friends from university.

6． ア． Have you been to America before?

　　イ． Have you decided what you want to do?

　　ウ． Where are you going to go?

　　エ． Where do you want to meet?

Ⅱ　次の英文の空所に入れるのに最も適当な語を，ア～クから選べ。ただし，同じものを繰り返し用いてはならない。なお，文頭に来るものも小文字にしてある。

A nurse should have at least five characteristics. First, he or she must be a caring person. He or she must have a genuine （　7　） about sick, injured, frightened people. Second, a nurse must be organized. If a nurse forgets to give a patient his or her medicine on time, the consequences could be （　8　）. Third, a nurse must be calm. He or she may have to make a life-and-death decision in an emergency, and a calm person makes better decisions than an （　9　） one. Doctors need to （　10　） calm in emergencies, too. In addition, a nurse should be physically strong because nursing requires a lot of hard physical work. Finally, a nurse must be intelligent enough to learn subjects ranging from chemistry to psychology and to （　11　） the complex machinery used in hospitals today. There is a （　12　） of nurses today, so they can earn good salaries. In brief, nursing is a profession for people who are caring, organized, calm, strong and smart.

ア．admit　　イ．concern　　ウ．embarrassed　　エ．excitable

オ．operate　　カ．serious　　キ．shortage　　ク．stay

Ⅲ 次の各英文の空所に入れるのに最も適当な語句を，ア～エから一つ選べ。

13. Paul found （   ） smiling at the thought of his new baby.
　　ア．himself　　　イ．it　　　　　ウ．some　　　　　エ．such

14. I am jealous of Linda because you are （   ） kind to her.
　　ア．more too　　イ．much too　　ウ．too more　　　エ．too much

15. Would you mind （   ） where you worked before you came here?
　　ア．for me to ask　　　　　　イ．me to ask
　　ウ．my asking　　　　　　　　エ．that I ask

16. （   ） you were late for the meeting with the important client?
　　ア．For what　　イ．How come　　ウ．Since when　　エ．Why not

17. I think the latest movie is the （   ） exciting by that director.
　　ア．least　　　イ．poorest　　　ウ．smallest　　　エ．worst

18. Mary paid （   ） little money she had to the landlord for a deposit.
　　ア．all　　　　イ．how　　　　ウ．some　　　　　エ．what

19. It was （   ） George could do to support just himself when he was in his twenties.
　　ア．all　　　　イ．only　　　　ウ．that　　　　　エ．which

20. （   ） you win first prize in the lottery, what will you do with the money?
　　ア．Could　　　イ．Might　　　ウ．Should　　　　エ．Would

Ⅳ 次の各英文の意味に最も近いものを，ア～エから一つ選べ。

21. The reviews of the new hotel have been positive so far.

ア. Reviews of the new hotel from many distant places have been positive.

イ. The new hotel has received surprisingly positive reviews.

ウ. There have been long and positive reviews of the new hotel.

エ. Until now the reviews of the new hotel have been positive.

22. He asked his girlfriend to come over for a cup of coffee.

ア. He asked his girlfriend to go out for a cup of coffee.

イ. He asked his girlfriend to make him a cup of coffee.

ウ. He asked his girlfriend to talk to him while drinking a cup of coffee.

エ. He asked his girlfriend to visit him for a cup of coffee.

23. My friends looked down on me because I failed my driving test.

ア. I failed my driving test, so my friends disrespected me.

イ. I failed my driving test, so my friends stared at me.

ウ. My friends felt sorry for me because I failed my driving test.

エ. My friends were disappointed with me because I failed my driving test.

24. You are doing a great job, so please keep it up.

ア. You are doing an excellent job, so continue working like that.

イ. You are doing an excellent job, so you can work a little harder.

ウ. You are doing very well, so take a rest.

エ. You are doing very well, so you can do even better.

V 次の（a）に示される意味を持ち，かつ（b）の英文の空所に入れるのに最も適した語を，それぞれア〜エから一つ選べ。

25.（a）to check and be sure of

　（b）John tried to（　　　）that the information was correct.

　　　ア．confirm　　　イ．consult　　　ウ．contest　　　エ．convince

26.（a）a shared decision between different groups

　（b）The two companies made an（　　　）about the new contract.

　　　ア．achievement　　　　　　　　イ．agreement

　　　ウ．appointment　　　　　　　　エ．argument

27.（a）not costing too much money

　（b）The new car was（　　　）, so they decided to buy it.

　　　ア．affordable　　　イ．comfortable　　　ウ．fashionable　　　エ．valuable

28.（a）a lot, or very

　（b）The two brothers are（　　　）skilled tennis players.

　　　ア．highly　　　　　　　　　　　イ．increasingly

　　　ウ．potentially　　　　　　　　　エ．variously

29.（a）to study something very carefully

　（b）The police will（　　　）the letter before they comment.

　　　ア．adjust　　　イ．describe　　　ウ．examine　　　エ．resolve

Ⅵ　次の［A］~［D］の日本文に合うように，空所にそれぞれア~カの適当な語句を入れ，英文を完成させよ。解答は番号で指定された空所に入れるもののみをマークせよ。

［A］　リサは自分が子供たちの家に行くかわりに子供たちに来てもらうだろう。

Lisa will （　　）（　30　）（　　）（　31　）（　　）（　　） her going to their house.

　　ア．come 　　　　　イ．have 　　　　　ウ．her house
　　エ．instead of 　　　オ．the kids 　　　カ．to

［B］　マイクはあの危険なビジネスへの投資をナンシーに提案するべきでないことくらいわかっていたはずだ。

Mike should （　32　）（　　）（　　）（　　）（　33　）（　　） that she invest in that risky business.

　　ア．better than 　　イ．have 　　　　ウ．known
　　エ．Nancy 　　　　　オ．to 　　　　　カ．to suggest

［C］　誰も彼女の言葉を信用していないという点で，彼女が置かれた状況は困難なものだった。

The situation she was placed （　34　）（　　）（　　）（　35　）（　　）（　　） her words.

　　ア．difficult 　　　イ．in 　　　　　ウ．in that
　　エ．nobody 　　　　オ．trusted 　　　カ．was

［D］　キャシーは彼女の発表が中止になるとは想像もしなかった。

Never （　36　）（　　）（　　）（　37　）（　　）（　　） be canceled.

　　ア．Cathy 　　　　イ．did 　　　　　ウ．her presentation
　　エ．imagine 　　　　オ．that 　　　　カ．would

Ⅶ　次の英文を読み，あとの問いに答えよ。

　　Even just 10 years ago, one could sit in a university cafeteria in Japan and overhear students talking enthusiastically about their plans to travel overseas. In those days, many students saw their time at university as a chance to broaden their horizons outside Japan.

　　These days it seems that those lively conversations are becoming rarer and rarer. It is said that the number of students going overseas has dropped, and even the number of students expressing a desire to travel abroad has fallen.

　　A Japanese professor at a university in Tokyo blames mobile phones. She says, "These terrible devices have narrowed the vision of young people. When I was a student, we talked more, we went places—our desire was to explore things and have new experiences. Recently, the lives of too many students are centered around their mobile phone, sending messages or playing around with apps.* They seem trapped in their own little digital world."

　　Financial reasons must also play a part. Simply put, the modern student lifestyle costs a lot of money. Besides the monthly cell phone bill, students must find money for frequent drinking parties, new gadgets, clothes, trips to theme parks, club activities—all of these expenses can eat away at a student's budget until there is nothing left for traveling.

　　One male student at a university in Yokohama explained his way of thinking: "If I have to choose between a trip abroad and buying an iPad, I will buy the iPad. The trip will be over in a few days but the iPad will give me pleasure for two or three years. And besides, if I want to find out about things overseas, I can use the iPad to access Wikipedia."

That may seem logical, but will the little touchscreen help him to develop as a person? Many people say that traveling has changed them for the better. Backpacking abroad can teach young people a lot of useful skills for the real world—things like resourcefulness, self-reliance, how to make friends and how to motivate yourself.

Why not try it for yourself? With cheap LCC** tickets available, amazing adventures such as backpacking around Thailand, trekking in Nepal or exploring the ruins at Angkor Wat are just a short flight away.

*app＝application 「アプリ（アプリケーションソフト）」

**LCC＝Low Cost Carrier 「運賃の安い航空会社」

問1　本文の第1段落の内容に合うものとして最も適当なものを，ア～エから一つ選べ。(38)

　ア．A decade ago, many students saw their classes at university as a chance to consider whether to go to foreign countries.

　イ．A decade ago, many university students had an opportunity to go outside Japan and see the horizon from a beach overseas.

　ウ．A decade ago, many university students thought they could go abroad and expand their views during their college days.

　エ．A decade ago, one failed to hear many students talking enthusiastically about traveling abroad in Japanese university cafeterias.

問2　本文の第2段落の内容に合うものとして最も適当なものを，ア～エから一つ選べ。(39)

ア．It is said that fewer and fewer university students wish to go to foreign countries.

イ．It is said that many university students who go overseas have dropped out of school.

ウ．It seems that university students more often converse about going overseas than their own unusual experiences.

エ．It seems that university students more often talk to each other about foreign countries off campus than on campus.

問3　本文の第3段落の内容に<u>合わないもの</u>を，ア～エから一つ選べ。(40)

ア．The professor says mobile phones are sending the message that young people should concentrate on their phones.

イ．The professor says mobile phones seem to lock young people up in their own small digital world.

ウ．The professor says young people do not have a wider vision due to mobile phones.

エ．The professor says young people in the past had a wish to find out more about things.

問4　下線部(41)の内容の原因として本文で<u>述べられていないもの</u>を，ア～エから一つ選べ。

ア．Students continue using mobile phones.

イ．Students do active exercise at fitness clubs.

ウ．Students go to amusement parks.

エ．Students purchase clothing or useful equipment.

問 5　本文の第 5 段落の内容に合うものとして最も適当なものを，ア～エから一つ選べ。(42)

ア．A male student said he would choose an iPad because he would not find out about foreign cultures or lifestyles.

イ．A male student said he would choose an iPad because it would give him pleasure by allowing him to access Wikipedia.

ウ．A male student said he would not choose a trip abroad because he would not go exploring in foreign countries.

エ．A male student said he would not choose a trip abroad because it would please him for only a short period.

問 6　本文の第 6 段落の内容に合うものとして最も適当なものを，ア～エから一つ選べ。(43)

ア．Backpacking abroad can give young people the ability to do things without relying on others.

イ．Many people say that traveling abroad has had little effect on young people.

ウ．The male student at a university in Yokohama will develop as a person with the help of an iPad.

エ．Young people with a lot of useful skills for the real world can backpack abroad easily.

問7　本文の内容と合うものを，ア〜キから二つ選び，(44)と(45)に一つずつ
　　　マークせよ。ただし，マークする記号（ア，イ，ウ,...）の順序は問わない。

ア．A university professor in Tokyo says mobile phones are not
　　responsible for university students not going abroad.

イ．According to a university professor in Tokyo, university students
　　today desire to have new experiences outside of the digital world.

ウ．Because the lifestyle of modern students seems very simple, it
　　costs very little money.

エ．Students today are busy with many kinds of events, so there is
　　no free time left for traveling.

オ．A university student in Yokohama said he could learn how to
　　access Wikipedia by using an iPad.

カ．Young people's experience of backpacking abroad enables them to
　　make friends more easily.

キ．Marvelous adventures in foreign countries can be easily
　　experienced with cheap flights.

化　学

問題　　　　　27年度

11月 22日試験

Ⅰ　次の設問　1　～　6　について最も適切なものを**解答群**から選び，解答欄にマークせよ。ただし，同じものを何度選んでもよい。

1　物質の分離・精製に関する次の記述のうち，正しいものの組合せはどれか。

a　食塩水を沸騰させ，その水蒸気を冷却することにより純水を取り出す操作を蒸留という。

b　お茶の葉に熱湯を注いで，湯に溶ける色素や味の成分を溶かし出す操作を抽出という。

c　黒色のインク中に含まれているいろいろな色素を，ろ紙への付着のしやすさの違いにより分離する操作をろ過という。

d　少量の塩化ナトリウムが混ざっている硝酸カリウムを熱水に溶かし，冷却することにより純粋な硝酸カリウムを分離する操作を分留という。

e　原油からガソリンの分離や液体空気から窒素の分離には，昇華の現象が用いられる。

| 2 | 分子の融点・沸点に関する次の記述のうち，正しいものの組合せはどれか。

a NaF，NaCl，NaBr の結晶では，両イオン間の距離が最も大きい NaBr の融点が最も低い。

b 1-ブタノール，2-ブタノール，2-メチル-2-プロパノールでは，枝分かれのない炭素鎖をもつ1-ブタノールの沸点が最も低い。

c 分子結晶であるヨウ素や斜方硫黄の融点は，イオン結晶である塩化ナトリウムの融点より高い。

d ケイ素は，黒鉛のような平面層状構造をもっているため，その融点は正四面体構造の共有結合でできているダイヤモンドの融点より低い。

e NH_3，PH_3，AsH_3 において NH_3 の沸点が最も高いのは，分子間に水素結合がはたらいているからである。

| 3 | 物質の量に関する次の記述のうち，正しいものの組合せはどれか。ただし，原子量は H=1.0，C=12，O=16，Na=23，Cl=35.5，Ca=40 とする。また，気体はすべて理想気体とする。

a 水 100 g に 5.0 g の塩化ナトリウムを溶かした溶液の質量パーセント濃度は 5.0％である。

b 0.10 mol/L 水酸化ナトリウム水溶液 100 mL 中には，0.040 g の水酸化ナトリウムが含まれている。

c 標準状態で 11.2 L のメタンガスを完全燃焼させる場合，標準状態で 22.4 L の酸素が必要である。

d 天然に存在する塩素には，^{35}Cl と ^{37}Cl の2種類の同位体があり，それらの存在比は ^{35}Cl : ^{37}Cl = 1 : 3 である。

e 1.00 mol の炭酸カルシウムに塩酸を十分加えて完全に反応させたとき，標準状態で 22.4 L の二酸化炭素が発生する。

4　ハロゲンとその化合物の性質に関する次の記述のうち，正しいものの組合せはどれか。

a　ハロゲン化水素の水溶液における酸としての強さは，HI＜HBr＜HCl＜HF の順に強くなる。

b　KCl の水溶液に臭素水を加えると Cl_2 が遊離する。

c　AgF，AgCl，AgBr，AgI のうち，AgF 以外のハロゲン化銀は，水に溶けにくい。

d　ハロゲン原子は 7 個の価電子をもち，その価電子を失い，希ガス元素の原子と同じ電子配置をとりやすい。

e　ハロゲンの単体はいずれも二原子分子で，多くの元素と化合してハロゲン化物をつくりやすい。

5　化学反応の速度に関する次の記述のうち，正しいものの組合せはどれか。

a　一般に，固体が関係する反応では，固体の質量が同じならば，その表面積を大きくすると，反応速度は大きくなる。

b　温度が一定のとき，反応物の濃度に比例して，反応速度定数は大きくなる。

c　触媒を用いると反応の仕組みが変わり，活性化エネルギーがより大きい別の経路で反応が進む。

d　過マンガン酸カリウムの硫酸酸性溶液にシュウ酸水溶液を加えて，赤紫色の消える速度を比べたとき，50℃より 30℃の方が速い。

e　温度が 10℃上がるごとに反応速度が 3 倍になる気体の反応がある。60℃のとき 20 分間でこの反応が終了した場合，20℃では 27 時間で終了する。

6 コロイドに関する次の記述のうち，正しいものの組合せはどれか。

a コロイド溶液を限外顕微鏡で観察すると，コロイド粒子が不規則に動いており，この現象をチンダル現象という。

b 水酸化鉄(Ⅲ)のコロイド粒子は水酸化物イオンが多く存在しているため，負の電荷を帯びている。

c 疎水コロイドを凝析しにくくする作用を示す親水コロイドを，保護コロイドという。

d コロイド溶液を電気泳動すると，正の電荷を帯びたコロイド粒子は陰極に移動する。

e コロイド粒子は，その直径が $10^{-9} \sim 10^{-6}$ m 程度であるため，ろ紙の目は通らないが，セロハン膜に開いている微細な穴は通る。

1 ～ 6 に対する解答群

① （a, b） ② （a, c） ③ （a, d） ④ （a, e）

⑤ （b, c） ⑥ （b, d） ⑦ （b, e） ⑧ （c, d）

⑨ （c, e） ⓪ （d, e）

Ⅱ　アルミニウムおよび銅に関する次の文章中の空欄　7　～　17　にあてはまる最も適切なものを，それぞれの**解答群**から選び，解答欄にマークせよ。ただし，同じものを何度選んでもよい。また，原子量は $O = 16$，$Al = 27$，$S = 32$，$Fe = 56$，$Cu = 63.5$ とする。

アルミニウムは地殻中に最も多く存在する金属元素で，その単体は工業的に次のようにつくられる。まず，ボーキサイト（主成分：$Al_2O_3 \cdot nH_2O$）を濃い水酸化ナトリウム水溶液で処理した後，高温で加熱すると酸化アルミニウムが得られる。続いて，炭素を電極として，酸化アルミニウムを融解塩電解すると純粋なアルミニウムが得られる。陰極と陽極で起こる反応は，

（陰極）　$Al^{3+} + 3e^- \longrightarrow Al$

（陽極）　$C + 2O^{2-} \longrightarrow CO_2 + 4e^-$　または　$C + O^{2-} \longrightarrow CO + 2e^-$

と表される。陽極で二酸化炭素のみが生成した場合，二酸化炭素を理想気体として考えると，1 mol の純粋な酸化アルミニウムがすべてアルミニウムに変化したとき，理論的に二酸化炭素は標準状態で　7　L 発生する。

アルミニウムは，空気中では表面にちみつな被膜を生じ，内部が保護される。この状態は不動態といわれる。特に，人工的に厚い酸化被膜をつけた製品を　8　という。また，アルミニウムと少量の銅などとの合金は　9　といい，軽量で強度が大きいので，航空機などの機体に利用されている。

一方，銅の単体は工業的に次のようにつくられる。まず，溶鉱炉に黄銅鉱（主成分：$CuFeS_2$），石灰石，ケイ砂，コークスを入れて熱風を送り，生成する硫化銅（Ⅰ）を転炉に移して空気を送りながら加熱すると銅が生成し，化学反応式は，

$4CuFeS_2 + 9O_2 \longrightarrow 2Cu_2S + 2Fe_2O_3 + 6SO_2$

$Cu_2S + O_2 \longrightarrow 2Cu + SO_2$

と表される。このとき，$CuFeS_2$ のみからなる黄銅鉱 50.0 kg を用いて銅を取り出すと，

理論的に 　10　 kgの銅が得られることになる。実際に得られる銅は他の金属を少量含む粗銅で，純銅は粗銅を電解精錬することで得られる。たとえば，図Ⅱのように，不純物として銀と亜鉛が均一に分布している粗銅板と純銅板を電極に用いて硫酸酸性の硫酸銅(Ⅱ)水溶液中で電解精錬を行うと，粗銅板が溶け出し純銅板に純銅が析出する。このとき，粗銅板に含まれていた銀は 　11　 し，亜鉛は 　12　 する。

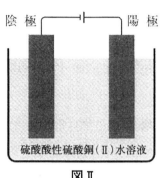

図Ⅱ

　銅は乾燥した空気中で，常温では変化しにくいが，1000℃以上の高温で加熱した場合には 　13　 を生じる。一方，銅(Ⅱ)イオンを含む水溶液に水酸化ナトリウム水溶液を加えると青白色の 　14　 の沈殿が生じ，この沈殿を含む水溶液を加熱すると沈殿は黒色の 　15　 に変化する。また，銅(Ⅱ)イオンを含む水溶液にアンモニア水を加えると沈殿が生じ，さらにアンモニア水を過剰に加えていくと沈殿が溶けて深青色の水溶液になる。この水溶液中では，1個の銅(Ⅱ)イオンにNH_3が 　16　 で 　17　 個結合している。

　7　 に対する解答群

① 7.5　　　② 11.2　　　③ 14.9　　　④ 22.4

⑤ 33.6　　　⑥ 44.8　　　⑦ 56.0　　　⑧ 67.2

　8　 および 　9　 に対する解答群

① ミョウバン　② アルミナ　③ アルマイト　④ ジュラルミン

⑤ テルミット　⑥ 青　銅　⑦ 白　銅　⑧ 黄　銅

$\boxed{10}$ に対する**解答群**

① 2.9　　　② 4.3　　　③ 5.8　　　④ 8.7

⑤ 17.3　　⑥ 26.0　　⑦ 34.6　　⑧ 43.3

$\boxed{11}$ に対する**解答群**

① Ag_2SO_4 として陰極側に沈殿　　② Ag_2SO_4 として陽極側に沈殿

③ Ag として陰極側に沈殿　　④ Ag として陽極側に沈殿

⑤ Ag^+ として電解液中に溶出

$\boxed{12}$ に対する**解答群**

① $ZnSO_4$ として陰極側に沈殿　　② $ZnSO_4$ として陽極側に沈殿

③ Zn として陰極側に沈殿　　④ Zn として陽極側に沈殿

⑤ Zn^{2+} として電解液中に溶出

$\boxed{13}$ ～ $\boxed{15}$ に対する**解答群**

① CuO　　② Cu_2O　　③ $CuOH$　　④ $Cu(OH)_2$

⑤ $CuSO_4$　　⑥ Cu_2SO_4　　⑦ CuS　　⑧ Cu_2S

$\boxed{16}$ に対する**解答群**

① イオン結合　　② 配位結合　　③ 水素結合

④ 金属結合　　⑤ ファンデルワールス力

$\boxed{17}$ に対する**解答群**

① 1　　② 2　　③ 3　　④ 4　　⑤ 5

⑥ 6　　⑦ 7　　⑧ 8

Ⅲ　電解質に関する文章(1)および(2)中の空欄　| 18 |　〜　| 29 |　にあてはまる最も適切なものを，それぞれの**解答群**から選び，解答欄にマークせよ。ただし，同じものを何度選んでもよい。また，$\log_{10} 3 = 0.48$ とする。

(1)　Na_2CO_3 や Na_2SO_4 は，2価の酸と1価の塩基がつくる塩である。これらの塩は，化学式に酸の H も塩基の OH も残っていないので　| 18 |　と呼ばれる。一方，$NaHCO_3$ や $NaHSO_4$ のように酸の H が残った　| 19 |　も存在し，$NaHCO_3$ の水溶液は　| 20 |　を，$NaHSO_4$ の水溶液は　| 21 |　を示す。

(2)　弱電解質を水に溶かすと，電離度に応じて，その一部が電離する。電離度は温度や電解質の濃度により変化するが，温度が一定の場合，電解質は物質固有の平衡定数をもって電離する。この定数を，電離定数という。

アンモニアの希薄溶液では，電離平衡が移動しても水のモル濃度 $[H_2O]$ は，ほぼ一定値とみなせるので，アンモニアのモル濃度を $[NH_3]$，アンモニウムイオンのモル濃度を $[NH_4^+]$，水酸化物イオンのモル濃度を $[OH^-]$ とすれば，アンモニアの電離定数 (K_b) は，| 22 |　で表すことができる。アンモニア水溶液の濃度を c〔mol/L〕，アンモニアの電離度を α とすると**式(1)**が得られる。

$$\alpha = \sqrt{\frac{K_b}{c}} \qquad (1)$$

純水もわずかに電離し，電離平衡の状態になっているため，弱電解質と同様に一定の電離定数を示す。しかし，水の電離度は非常に小さく，水のモル濃度 $[H_2O]$ は，ほぼ一定値とみなせるので，水素イオンのモル濃度を $[H^+]$，水酸化物イオンのモル濃度を $[OH^-]$ で表すと，**式(2)**のように示すことができ，K_w を水の　| 23 |　という。25℃においては $K_w = 1.0 \times 10^{-14}$ $(mol/L)^2$ となるが，20℃の純水において $[H^+] = 8.25 \times 10^{-8}$ mol/L であるため，20℃における K_w は　| 24 |　$(mol/L)^2$ となる。

$$K_w = [H^+][OH^-] \qquad (2)$$

25℃におけるアンモニアの電離定数を $K_b = 1.80 \times 10^{-5}$ mol/L とすると，アンモニア水溶液の濃度が 4.50×10^{-2} mol/L の場合，α は $\boxed{25}$ ，$[OH^-]$ は $\boxed{26}$ mol/L となる。また，この水溶液の 25℃における pH は，およそ $\boxed{27}$ である。

一方，酢酸の電離定数を K_a，酢酸水溶液の濃度を c'〔mol/L〕とすると，酢酸の電離度 α' は**式(3)**のように表すことができる。

$$\alpha' = \sqrt{\frac{K_a}{c'}} \qquad (3)$$

酢酸水溶液の濃度が 3.57×10^{-2} mol/L で，25℃のときに，この酢酸水溶液の pH が 3.00 であった場合，α' は $\boxed{28}$ ，K_a は $\boxed{29}$ mol/L となる。

$\boxed{18}$ および $\boxed{19}$ に対する解答群

①　塩基性塩　　　　②　酸性塩　　　　③　正　塩

④　複　塩　　　　　⑤　錯　塩

$\boxed{20}$ および $\boxed{21}$ に対する解答群

①　酸　性　　　　　②　中　性　　　　③　塩基性

$\boxed{22}$ に対する解答群

① $K_b = \dfrac{[NH_4^+]}{[NH_3]}$　　　② $K_b = \dfrac{[OH^-]}{[NH_3]}$　　　③ $K_b = \dfrac{[OH^-]}{[NH_4^+]}$

④ $K_b = \dfrac{[NH_3]}{[NH_4^+]}$　　　⑤ $K_b = \dfrac{[NH_3]}{[OH^-]}$　　　⑥ $K_b = \dfrac{[NH_4^+]}{[OH^-]}$

⑦ $K_b = \dfrac{[NH_4^+][OH^-]}{[NH_3]}$　　⑧ $K_b = \dfrac{[NH_3][OH^-]}{[NH_4^+]}$　　⑨ $K_b = \dfrac{[NH_3][NH_4^+]}{[OH^-]}$

⓪ $K_b = \dfrac{[NH_3]}{[NH_4^+][OH^-]}$　　ⓐ $K_b = \dfrac{[NH_4^+]}{[NH_3][OH^-]}$　　ⓑ $K_b = \dfrac{[OH^-]}{[NH_3][NH_4^+]}$

23 に対する解答群

① イオン指数　　② イオン積　　③ 電離式　　④ 電離指数

24 に対する解答群

① 2.9×10^{-15}　　② 6.8×10^{-15}　　③ 1.0×10^{-14}　　④ 1.5×10^{-14}

⑤ 2.9×10^{-8}　　⑥ 6.8×10^{-8}　　⑦ 1.0×10^{-7}　　⑧ 1.5×10^{-7}

25 に対する解答群

① 1.41×10^{-4}　　② 2.00×10^{-4}　　③ 1.41×10^{-3}　　④ 2.00×10^{-3}

⑤ 1.41×10^{-2}　　⑥ 2.00×10^{-2}　　⑦ 1.41×10^{-1}　　⑧ 2.00×10^{-1}

⑨ 1.41　　⓪ 2.00

26 に対する解答群

① 1.11×10^{-11}　　② 8.85×10^{-11}　　③ 1.11×10^{-10}　　④ 8.85×10^{-10}

⑤ 1.11×10^{-9}　　⑥ 8.85×10^{-9}　　⑦ 1.11×10^{-8}　　⑧ 8.85×10^{-8}

⑨ 9.00×10^{-7}　　⓪ 1.13×10^{-6}　　ⓐ 1.13×10^{-5}　　ⓑ 9.00×10^{-5}

ⓒ 1.13×10^{-4}　　ⓓ 9.00×10^{-4}

27 に対する解答群

① 1　　② 2　　③ 3　　④ 4　　⑤ 5

⑥ 6　　⑦ 7　　⑧ 8　　⑨ 9　　⓪ 10

ⓐ 11　　ⓑ 12　　ⓒ 13　　ⓓ 14

28 および 29 に対する解答群

① 3.57×10^{-13}　　② 5.07×10^{-13}　　③ 3.57×10^{-12}　　④ 5.07×10^{-12}

⑤ 3.57×10^{-11}　　⑥ 5.07×10^{-11}　　⑦ 1.97×10^{-5}　　⑧ 2.80×10^{-5}

⑨ 1.97×10^{-4}　　⓪ 2.80×10^{-4}　　ⓐ 1.97×10^{-3}　　ⓑ 2.80×10^{-3}

ⓒ 1.97×10^{-2}　　ⓓ 2.80×10^{-2}

Ⅳ　酸素を含む有機化合物に関する次の文章(1)および(2)中の空欄 　30　 ～ 　40　 にあてはまる最も適切なものを，それぞれの**解答群**から選び，解答欄にマークせよ。ただし，同じものを何度選んでもよい。

(1)　有機化合物は構造中の官能基がそれぞれ特徴的な反応性を示すので，これを利用して官能基の存在を知ることができる。たとえば，アルコールは単体のナトリウムと反応して 　30　 を発生することから，ヒドロキシ基の存在を知ることができる。しかし，常温ではヒドロキシ基以外に 　31　 も単体のナトリウムと反応するので，アルコールの定性反応には注意を必要とする。また，フェノールも単体のナトリウムと反応するが，フェノールに対して 　32　 または 　33　 を作用させて得られた化合物は，常温では単体のナトリウムと反応しなくなる。

　　ナトリウムフェノキシドの水溶液に二酸化炭素を通じると，フェノールが遊離する。また，炭酸水素ナトリウムに酢酸を加えると二酸化炭素を発生する。このことから酸の強さは 　34　 の順に強いことがわかる。エタノール水溶液とフェノール水溶液に対し，　35　 を加えると，フェノールのみ白色沈殿を生じるので区別できる。

(2) 一般式 $C_nH_{2n+2}O$ で表される炭素数が 1 ～ 3 の**化合物A～E**がある。**図Ⅳ**に示すように，これらを硫酸酸性の二クロム酸カリウム水溶液中で穏やかに加熱したところ**化合物F～I**が得られた。このとき，**化合物E**は反応しなかった。**化合物F～I**のうち，**化合物F～H**はフェーリング液と反応し，フェーリング液中の銅（Ⅱ）イオンを □36□ 沈殿が生じた。一方，**化合物H**および**I**は，水酸化ナトリウム水溶液中でヨウ素を加えて加熱すると黄色沈殿を生じた。次に，**化合物F～I**を，再度，硫酸酸性の二クロム酸カリウム水溶液と反応させたところ，**化合物I**のみ反応しなかった。また，**化合物J～L**のうち，**化合物J**のみ銀鏡反応を示した。以上の結果から，**化合物A～D**のうち，構造異性体の関係にあるものは**化合物** □37□ であることがわかる。また，**化合物E**は分子内に □38□ をもつことがわかる。酢酸エチルを得るためには，**化合物A～L**のうち**化合物** □39□ と □40□ とを混合し，少量の濃硫酸を加えて加熱すればよい。

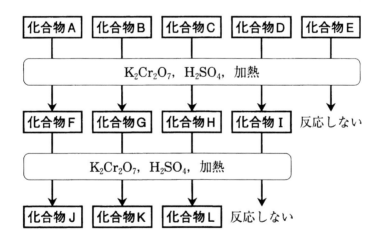

図Ⅳ

 30 に対する解答群

① H₂   ② N₂   ③ O₂   ④ CO₂   ⑤ Cl₂

 31 および 38 に対する解答群

① 炭素原子間の二重結合   ② エーテル結合

③ カルボキシ基（カルボキシル基）   ④ エステル結合   ⑤ ニトロ基

 32 , 33 および 35 に対する解答群

① 臭素水   ② 無水酢酸

③ 濃硝酸と濃硫酸の混合物   ④ 塩　酸

⑤ 水酸化ナトリウム水溶液   ⑥ 水　素

 34 に対する解答群

① フェノール＜炭酸＜酢酸   ② フェノール＜酢酸＜炭酸

③ 炭酸＜フェノール＜酢酸   ④ 炭酸＜酢酸＜フェノール

⑤ 酢酸＜フェノール＜炭酸   ⑥ 酢酸＜炭酸＜フェノール

 36 に対する解答群

① 還元して赤色   ② 還元して黒色   ③ 還元して青白色

④ 酸化して赤色   ⑤ 酸化して黒色   ⑥ 酸化して青白色

 37 に対する解答群

① AとB   ② AとC   ③ AとD

④ BとC   ⑤ BとD   ⑥ CとD

 39 および 40 に対する解答群

① A   ② B   ③ C   ④ D   ⑤ E   ⑥ F
⑦ G   ⑧ H   ⑨ I   ⓪ J   ⓐ K   ⓑ L

英　語

解答

27年度

I

〔解答〕

1．ウ　2．ア　3．イ　4．イ　5．ウ　6．ウ

〔出題者が求めたポイント〕

1．この後に、again と受けている。
2．直後に beautiful と感想を述べている。
3．直後に Yes と承諾して、「明日現像しますよ」と言っている。
4．直前の質問の Where と when の返答。
5．直後に two と確認している。
6．後に、two or three places とあるので場所を尋ねていることがわかる。

〔全訳〕

A：ジム、こんにちは。週末はどうだった？
B：よかったよ。城を見に姫路に行ったんだ。
A：ほんと？そこに行くのは初めてだったの？
B：（1）
A：おや、なんでまた行ったの？
B：友達がその城を見たことがなかったので、一緒に行ったんだ。
A：（2）
B：本当にきれいだったって。天気もよかったしね。
A：その城のいい写真撮れた？
B：うん、50枚上撮って、何枚かすごくいいのが撮れたよ。
A：いつかその写真見たいな。（3）
B：いいよ、明日一番いい写真を現像するよ。そしたら一緒に見られるよね。
A：ありがとう。

1．ア．暇だったので行こうと決めた。
　　イ．行ける機会があって嬉しかった。
　　ウ．数年前に行ったことがあるよ。
　　エ．実は初めてだったんだ。
2．ア．友達はその城をどう思っていた？
　　イ．彼は城で何をみたの？
　　ウ．友達は人々をどう思っていた？
　　エ．なぜ彼はそれがいいと思ったの？
3．ア．君のカメラで何枚撮っていい？
　　イ．その写真を見せてくれる？
　　ウ．昼食の時に、何枚か見せたほうがいい？
　　エ．今いい写真を現像してくれる？

〔B〕

A：いらっしゃいませ、次の方どうぞ。
B：こんにちは。アメリカに行くことを考えているのですが。
A：アメリへの旅行ですね。
B：正確には（アメリカの）どこに、いつ行かれるおつもりですか？
A：（4）
B：ただいま便をお調べします。片道か往復のどちらを

お望みですか？
A：片道です。約3か月滞在するつもりです。
B：かしこまりました。ご一緒に行かれる方の人数は？
A：（5）
B：ということは、お2人様での予約が必要ということですか？
A：いいえ、1人です。最初は一人で行って、ロサンジェルスで会う予定です。一緒に海外旅行をするのは初めてなのです。
B：それはいいですね。（6）
A：まだ決めていないのですが、多分、2、3か所は行くつもりです。

4．ア．ロサンジェルス行の便の搭乗手続きをしたいです。
　　イ．8月にロサンジェルス行の飛行機に乗りたいです。
　　ウ．いつか旅行することはいいと思います。
　　エ．夏にアメリカを周遊するのはいいですね。
5．ア．両親と行くつもりです。
　　イ．この旅行は一人でするつもりです。
　　ウ．兄弟と行くつもりです。
　　エ．大学からの友達たちと旅行するつもりです。
6．ア．以前にアメリカに行ったことはありますか？
　　イ．何をしたいかは決めているのですか？
　　ウ．どこに行くつもりですか？
　　エ．どこで会いたいのですか？

II

〔解答〕

7．イ　8．カ　9．エ　10．ク　11．オ　12．キ

〔出題者が求めたポイント〕

（7）「心配」
（8）「深刻な」
（9）「興奮しやすい」
（10）＜ stay＋形容詞＞「～のままでいる」
（11）「操作する」
（12）「不足」

〔全訳〕

　看護師には少なくても5つの個性が必要である。第1に面倒見がよくなければならない。病気やけがをしていたり、おびえている人を心から心配する人でなければならない。2番目には几帳面でなければならない。看護師が、患者に適切な時刻に薬を渡すのを忘れてしまえば、一大事になることもある。3番目に看護師は冷静でなければならない。緊急時には生死を分ける決断をしなければならないこともある。冷静な人はうろたえている人よりも適切な決断をする。医師もまた緊急時には冷静でなければならない。また、看護にはきつい肉体労働がかなり必要となるので、看護師は健康でなければならない。最後に看護師は化学から心理学に至る科目を学び、今日

病院で使用されている複雑な機械を操作できる聡明さが必要である。今日では数が不足しているために、看護師はかなりの給与を得ることができる。手短に言えば、看護とは面倒見がよく、几帳面で、冷静で、健康で賢明な人の職業である。

Ⅲ
〔解答〕
13. ア　　14. イ　　15. ウ　　16. イ　　17. ア
18. エ　　19. ア　　20. ウ

〔出題者が求めたポイント〕
13. smiling の意味上の主語。
14. ＜too＋形容詞・副詞＞。much は too を強める副詞。
15. 動詞 mind は動名詞を目的語にとる。
16. ＜How come ＋ SV ～？＞は驚きを示して「なぜ～」。
17. ＜least＋形容詞・副詞＞「最も～でない」
18. ＜what little[few] 名詞 S ＋ V ～＞「S が～する少ないながら(すべての)名詞」。
19. all は先行詞として関係詞節を伴って「～な唯一のもの(こと)」。
20. 仮定法未来の If you should win ～の If を省略した倒置の文。

〔正解を入れた英文の訳〕
13. ポールは赤ちゃんのことを考えると、微笑んでいた。
14. あなたはリンダに本当にやさしいから彼女がうらやましいわ。
15. ここに来る前にどこで働いていたかお聞きしてもいいですか。
16. どうして大切なお客さんとの会合に遅れたの。
17. あの監督の最新の映画は今までで一番面白くないと思います。
18. メアリーはなけなしのお金を保証金として大家に支払った。
19. ジョージは 20 代の時は自活するので精一杯だった。
20. 万一宝くじで一等賞が当たったらそのお金でどうしますか。

Ⅳ
〔解答〕
21. エ　　22. エ　　23. ア　　24. ア
〔全訳〕
21. その新しいホテルは今のところ好評です。
　ア．多くのところから受けているその新しいホテルの評判は好意的である。
　イ．その新しいホテルは驚くほど好意的な評判を受けている。
　ウ．その新しいホテルに対して長く好意的な評判がある。
　エ．これまでのところその新しいホテルは好評です。
22. 彼はガールフレンドにコーヒーを飲みに来るように誘った。
　ア．彼はガールフレンドにコーヒーを飲みに出かけよ

うと誘った。
　イ．彼はガールフレンドにコーヒーをいれてほしいと言った。
　ウ．彼はコーヒーを飲んでいる間、話しかけてほしいとガールフレンドに言った。
　エ．彼はガールフレンドにコーヒーを飲みに来るように誘った。
23. 運転免許試験に落ちたので友達は私のことを見下した。
　ア．運転免許試験に落ちたので友達は私を軽蔑した。
　イ．運転免許試験に落ちて友達は私のことをじっと見ていた。
　ウ．運転免許試験に落ちたので友達は私に同情してくれた。
　エ．運転免許試験に落ちたので友達はがっかりした。
24. いい仕事をしているので頑張って続けてください。
　ア．いい仕事をしているのでそのように働き続けてください。
　イ．すばらしい仕事をしているのだからもうちょっと一生懸命できますよ。
　ウ．とてもうまくやっているので休憩をとってください。
　エ．とてもうまくやっているのでもっとうまくできますよ。

Ⅴ
〔解答〕
25. ア　　26. イ　　27. ア　　28. ア　　29. ウ
25. (a)調べて確信する
　　(b)ジョンはその情報が正しいことを確認しようとした。
26. (a)異なった集団の中での共有の決定
　　(b)その2社は新たな契約で合意した。
27. (a)あまりお金がかからない
　　(b)その新車は手ごろな値段だったので、彼らは買うことを決めた。
28. (a)はるかに、とても
　　(b)2人の兄弟はかなりテニスがうまい。
29. (a)かなり入念に調べる
　　(b)警察はコメントする前にその手紙を調査するだろう。

Ⅵ
〔解答〕
(30) オ　　(31) カ　　(32) イ　　(33) オ　　(34) イ
(35) ウ　　(36) イ　　(37) オ
〔完成した英文と解法のポイント〕
[A]Lisa will have the kids come to her house instead of her going to their house.
　「…に～してもらう」は have …do ～
　「～のかわりに」is instead of ～
[B]Mike should have known better than to suggest to Nancy that she invest in that risky business.

「～すべきでないことくらいわかっていたはずだ」は should have known better than to do ～

[C]The situation she was place in was difficult in that nobody trusted her words.

「～という点で」は in that S＋V～

[D]Never did Cathy imagine that her presentation would be canceled.

Never＋疑問文～で倒置構文。

Ⅶ

〔解答〕

(38)ウ　　(39)ア　　(40)ア　　(41)イ

(42)エ　　(43)ア　　(44)カ　　(45)キ

(44)(45)は順不同

〔解答の選択肢の意味〕

（下線部が本文と合っていないところ）

問１．ア．10年前、多くの学生は大学での授業を海外に行くかどうかを考える機会と思っていた。

　　　イ．10年前、多くの大学生は日本を出て、海外の海岸から地平線を見る機会があった。

　　　ウ．10年前、多くの大学生は、学生時代に海外に行って視野を広げることができると思っていた。

　　　エ．10年前、日本の大学のカフェで多くの学生が海外旅行を熱心に語っているのを聞くことはなかった。

問２．ア．外国に行きたがる大学生がますます少なくなっていると言われている。

　　　イ．海外に行く大学生の多くは退学していると言われている。

　　　ウ．大学生は珍しい経験よりも海外に行くことについて話をしているようである。

　　　エ．大学生はキャンパスの中でよりも外で外国について話をしているようである。

問３．ア．携帯電話が若者は電話に集中すべきだというメッセージを送っていると大学教授は言っている。

　　　イ．携帯電話を使っているために若者は小さなデジタルの世界に閉じこもってしまっているようであると大学教授は言っている。

　　　ウ．携帯電話のために若者は広い視野がなくなっていると大学教授は言っている。

　　　エ．昔の若者は物事についてもっと知りたがっていたと大学教授は言っている。

問４．ア．学生は携帯電話を使い続けている。

　　　イ．学生スポーツクラブで激しい運動をしている。

　　　ウ．学生は遊園地に行っている。

　　　エ．学生は洋服や役に立つ物を購入している。

問５．ア．海外の文化や生活様式について調べようとは思わないのでiPadを選ぶと男子学生は言っていた。

　　　イ．ウイキペディアにアクセスできて楽しめるからiPadを選ぶと男子学生は言っていた。

　　　ウ．海外に探索に行きたくないので海外旅行は選びたくないと男子学生は言っていた。

　　　エ．短期間しか楽しめないので海外旅行は選びたくな

いと男子学生は言っていた。

問６．ア．リュックを背負って海外を旅行すると若者は他の人に頼らずに物事を成し遂げることができるようになる。

　　　イ．海外旅行をしても若者にはほとんど影響がないと多くの人が言っている。

　　　ウ．横浜の大学の男子学生はiPadを使って人として成長するでしょう。

　　　エ．現実の世界で役に立つ多くの術がある学生はリュックを背負って容易に海外旅行することができる。

問７．ア．大学生が海外に行かなくなったのは携帯電話が原因ではないと都内の大学教授は言っている。

　　　イ．都内の大学教授によると、今日の大学生はデジタルの世界の外で新たな経験をしたいと思っている。

　　　ウ．今の学生の生活は質素なので、あまりお金はかからない。

　　　エ．今の学生は色々な行事で忙しいので、旅行に行く自由な時間がない。

　　　オ．iPadを使ってウイキペディアにアクセスする方法を学ぶことができたと横浜の大学生は言っていた。

　　　カ．リュックを背負って海外旅行する経験をすると若者は打ち解けやすくなる。（第6段落に記述あり。）

　　　キ．安いチケットの飛行機で海外ですばらしい冒険が経験できる。（第7段落に記述あり。）

〔全訳〕

　ちょうど10年前でも、日本の大学のカフェに座っていると、学生たちが海外旅行の計画を熱心に語っているのが聞こえてきた。当時は、多くの学生が大学での時間を日本の外で視野を広げるチャンスだと思っていた。

　最近では、そういった弾んだ会話を聞くことはますます少なくなっているようである。海外に行く学生の数は減っているし、海外旅行に行きたいと言う学生の数も減ってきていると言われている。

　都内の大学の教授は携帯電話を原因にあげている。「こういった機器を使って若い人達の視野は狭くなっている。私が学生の時には、もっと話をしたし、いろいろな場所にも行きました。つまり模索し新たな経験をしたいと思っていました。近頃では、あまりにも多くの学生は、メッセージを送ったり、アプリで遊んだりして、携帯電話中心の生活をしているのです。学生たちは小さなデジタルの世界に閉じこもっているようです」と彼女は言っている。

　経済的な理由も一因になっている。簡単に言えば、今の学生の生活にはお金がかかるのである。毎月の携帯料金に加えて、頻繁にある飲み会、新しい小物、洋服、テーマパーク、クラブ活動にかかるお金を工面しなければならない。こういった支出のために学生の蓄えがなくなって、旅行にかけるお金がなくなっている。

　横浜にある大学の男子学生は自分の考えをこう説明している。「海外旅行に行くかiPadを買うかのどちらか

を選ばなければならないなら、iPad を買います。旅行は数日で終わってしまうけど、iPad があれば 2、3 年は楽しめます。さらに海外について調べたいならば、iPad を使ってウイキペディアにアクセスできるのです。」

　それは筋が通っているかもしれないが、小さい画面を触っていて人として本当に成長できるのだろうか。旅をして自分が進歩したと多くの人は言っている。リュックを背負って海外旅行すると、現実の世界で役に立つ多くの術—臨機応変さ、独立心、友達の作り方、自らを駆り立てる方法—を学べるのである。

　リュックを背負って海外を旅してみよう。安い LCCのチケットを手に入れれば、すばらしい冒険（タイをリュックを背負って旅したり、ネパールをトレッキングしたり、アンコールワットの遺跡を探索したり）が短時間の飛行で行けるのです。

化　学

解答　27年度

推　薦

I

〔解答〕

1. 1　　2. 4　　3. 9　　4. 9　　5. 4　　6. 8

〔解説〕

1. c はクロマトグラフィー，d は再結晶，e は分留が正しい名称。

2. b　最も低いのは，2-メチル-2-ブタノールの83℃。
　　c　分子結晶の融点は他のものより低い傾向にある。
　　d　ケイ素の構造はダイヤモンドと同じ正四面体型配置。

3. a　質量パーセント濃度は $\dfrac{(溶質)}{(溶液)}$ なので，$\dfrac{5}{105} \times 100$ となり 5.0% にはならない。
　　b　$0.10\,\text{mol/L} \times 0.1\,\text{L} \times 40 = 0.40\,\text{g}$
　　d　^{35}Cl と ^{37}Cl の存在比は 3：1（比が逆）。

4. a　HF のみ，弱酸である。
　　b　Br_2 より Cl_2 の方が酸化力が強いのでこの反応はおこらない。
　　d　価電子を失うのではなく，1個うけとる。

5. b　濃度によって反応速度は大きくなるが，反応速度定数は変わらない。
　　c　負触媒ならばこの文章は正しい。
　　d　一般に，反応は温度が上がるほど早くなる。

6. a　ブラウン運動が正しい。
　　b　水酸化鉄（Ⅲ）は，正に帯電する。
　　e　ろ紙の目の方が大きいので逆。セロハン膜は通らず，ろ紙は通る。

II

〔解答〕

7. 5　　8. 3　　9. 4　　10. 5　　11. 4　　12. 5
13. 2　　14. 4　　15. 1　　16. 2　　17. 4

〔解説〕

酸化アルミニウム Al_2O_3 の電気分解は
$$2Al_2O_3 + 3C \longrightarrow 4Al + 3CO_2$$
となるので，Al_2O_3 1 mol の反応で CO_2 は
$\dfrac{3}{2}\,\text{mol} = 33.6\,\text{L}$（標準状態）が発生する。

$CuFeS_2$ は式量 183.5 で，そのうち 63.5 が Cu である。すなわち，収率を 100% とすれば
$$\dfrac{63.5}{183.5} \times 50.0 = 17.3\,\text{kg}\ \text{の Cu が生成する。}$$
銅の電解精錬では，銅よりイオン化傾向の小さい銀や金などは陽極の底に沈殿し（陽極泥），銅よりイオン化傾向の小さな鉄や亜鉛は，イオンの形で電解槽水溶液に残される。

III

〔解答〕

18. 3　　19. 2　　20. 3　　21. 1　　22. 7　　23. 2
24. 2　　25. 6　　26. d　　27. a　　28. d　　29. 8

〔解説〕

20, 21.　酸性塩であることと，塩が酸性を示すことは無関係である。
　　$NaHCO_3$ は強塩基と弱酸の塩なので塩基性を示し，$NaHSO_4$ は強塩基と強酸の塩であるが，H^+ の遊離により酸性を示す。

22.
$$NH_3 + H_2O \rightleftarrows NH_4^+ + OH^-$$

	c	$-$	0	0
	$-c\alpha$		$+c\alpha$	$+c\alpha$
	$c(1-\alpha)$		$c\alpha$	$c\alpha$

$$K_b = \dfrac{[NH_4^+][OH^-]}{[NH_3]} = \dfrac{c\alpha \times c\alpha}{c(1-\alpha)} = \dfrac{c\alpha^2}{1-\alpha}$$
$\alpha \ll 1$ であるので，$1-\alpha \fallingdotseq 1$ と近似すれば，$K_b = c\alpha^2$
$$\therefore\quad \alpha = \sqrt{\dfrac{K_b}{c}}$$

24.　純粋においては $[H^+] = [OH^-]$ なので，
$$K_w(20℃) = [H^+]^2 = (8.25 \times 10^{-8})^2$$
$$= 68.0\cdots \times 10^{-16} = 6.8 \times 10^{-15}$$

25, 26, 27.　$\alpha = \sqrt{\dfrac{K_b}{c}} = \sqrt{\dfrac{1.8 \times 10^{-5}}{4.5 \times 10^{-2}}} = 2.00 \times 10^{-2}$
$$[OH^-] = c\alpha = 4.50 \times 10^{-2} \times 2.00 \times 10^{-2}$$
$$= 9.00 \times 10^{-4}$$
$$pH = -\log_{10}\dfrac{K_w}{[OH^-]} = 14 + \log_{10}[OH^-]$$
$$= 14 - 3.04 = 10.96$$

28, 29.　pH = 3.00 なので，$[H^+] = 1.00 \times 10^{-3}$
　α' を用いれば，$[H^+] = c\alpha'$ であるから，
$$1.00 \times 10^{-3} = 3.57 \times 10^{-2} \times \alpha'\quad \alpha' = 2.80 \times 10^{-2}$$
$$K_a = c\alpha^2 = [H^+] \times \alpha' = 2.80 \times 10^{-5}$$

IV

〔解答〕

(1) 30. 1　　31. 3　　32. 5　　33. 2（32・33 順不同）
　　34. 1　　35. 1
(2) 36. 1　　37. 5　　38. 2
　　39. 3　　40. b（39・40 順不同）

〔解説〕

(1)　31.　ナトリウムは金属なので，酸とも反応して水素を発生する。
$$CH_3COOH + Na \longrightarrow CH_3COONa + \dfrac{1}{2}H_2$$

32, 33.　フェノールが Na と反応するのは，フェノール性ヒドロキシ基をもつためであるから，この部位が反応するものであればよい。
　　一つは NaOH との中和である。

もう一つ，選択肢の中では無水酢酸によるエステル化が該当する。

35. フェノールは臭素水と反応して2, 4, 6-トリブロモフェノールを与える。

エタノールではこれはおこらない。

(2) 構造異性体は以下のとおり。

CH₃OH　　CH₃CH₂OH　　CH₃OCH₃

CH₃CH₂CH₂OH　　CH₃CHOH　　CH₃OCH₂CH₃
　　　　　　　　　　　|
　　　　　　　　　　CH₃

36. フェーリング液では，含まれている Cu^{2+} イオンが還元されて，Cu_2O の赤色沈殿が生成する。

37～40. HとIがヨードホルム陽性であることから，CとDはエタノールと2-プロパノールのいずれかとわかる。Iは酸化されないことから，C：エタノール，D：2-プロパノールである。

二段階酸化されていることから，J, K, Lはカルボン酸と考えられるが，Jのみ還元性を示している。ここから，A：メタノールとわかる。

2段階酸化されることから，Bは残ったアルコールの1-プロパノールである。

Eは決まらないが，ジメチルエーテルかエチルメチルエーテルのどちらかである。

選択肢にあるA～Dの中で，構造異性体はBとDである。

酢酸エチルを得るには，酢酸とエタノールを脱水縮合させればよいので，CとLとなる。

〔講評〕

Ⅰ　総合問題

かなり細かい部分での知識を問われる問題。

安易に「正しそう」と判断をせず，全選択肢を読むこと。

Ⅱ　無機工業化学

8のアルマイトや9のジュラルミンなど，金属製品の名称はかなり埋めにくい。

後半の銅の電解精錬はよく目にする問題なので，しっかり解きたい。

Ⅲ　化学平衡

計算がややめんどうだが，弱酸・塩基の電離平衡の問題。何のひねりもないので，いかに早く解けるかがコツとなるだろう。

Ⅳ　有機化学

全体として平易ではあるが，暗記で解こうとすると前半部分は空欄が目立つはず。他分野との関わりを含めて考えられる柔軟さが欲しい。

近畿大学　薬学部(推薦)入試問題と解答

令和 2 年 5 月 13 日　初版第 1 刷発行

編　集　みすず学苑中央教育研究所

発行所　株式会社ミスズ　　　　　　　　定価　本体 3,000 円＋税

〒167−0053

東京都杉並区西荻南 2 丁目 17 番 8 号

ミスズビル 1 階

電　話　03 (5941) 2924 (代)

印刷所　タカセ株式会社

●本シリーズ掲載の入試問題について、万一、掲載許可手続きに遺漏や不備があると思われるものがありましたら、当社までお知らせ下さい。

●乱丁・落丁等につきましてはお取り替えいたします。

●本書の内容についてのお問合せは、具体的な質問内容を明記のうえ、ハガキ・封書を当社宛にお送りいただくか、もしくは下記のアドレスまでお問合せ願います。

〈 お問合せ用アドレス：https://www.examination.jp/contact/ 〉